中国核学会近距离治疗与智慧放疗分会推荐系列教材

中华医学会放射肿瘤治疗学分会
中国核学会近距离治疗与智慧放疗分会　组织编写

肿瘤精准放射治疗靶区勾画丛书
消化系统肿瘤

丛书主编　王俊杰
主　　编　章　真　刘士新
副 主 编　王维虎　夏　凡

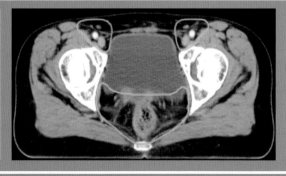

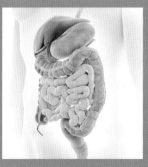

人民卫生出版社
·北 京·

图书在版编目（CIP）数据

消化系统肿瘤 / 章真，刘士新主编 . -- 北京 ： 人民卫生出版社，2025. 3. --（肿瘤精准放射治疗靶区勾画丛书）. -- ISBN 978-7-117-37200-8

I. R735.055

中国国家版本馆 CIP 数据核字第 20248D0X49 号

| 人卫智网 | www.ipmph.com | 医学教育、学术、考试、健康，购书智慧智能综合服务平台 |
| 人卫官网 | www.pmph.com | 人卫官方资讯发布平台 |

肿瘤精准放射治疗靶区勾画丛书

消化系统肿瘤

Zhongliu Jingzhun Fangshe Zhiliao Baqu Gouhua Congshu

Xiaohua Xitong Zhongliu

主　　编：章　真　刘士新
出版发行：人民卫生出版社（中继线 010-59780011）
地　　址：北京市朝阳区潘家园南里 19 号
邮　　编：100021
E - mail：pmph @ pmph.com
购书热线：010-59787592　010-59787584　010-65264830
印　　刷：人卫印务（北京）有限公司
经　　销：新华书店
开　　本：710×1000　1/16　印张：10.5
字　　数：194 千字
版　　次：2025 年 3 月第 1 版
印　　次：2025 年 3 月第 1 次印刷
标准书号：ISBN 978-7-117-37200-8
定　　价：60.00 元

打击盗版举报电话：010-59787491　E-mail：WQ @ pmph.com
质量问题联系电话：010-59787234　E-mail：zhiliang @ pmph.com
数字融合服务电话：4001118166　　E-mail：zengzhi @ pmph.com

《肿瘤精准放射治疗靶区勾画丛书》
编委会

顾　　问　于金明　申文江　刘友良

丛书主编　王俊杰

丛书副主编　李晔雄　郎锦义　王绿化　李宝生

丛书编委（按姓氏笔画排序）

马　骏　中山大学肿瘤防治中心

王　军　河北医科大学第四医院

王　皓　北京大学第三医院

王孝深　复旦大学附属肿瘤医院

王俊杰　北京大学第三医院

王淑莲　中国医学科学院肿瘤医院

王维虎　北京大学肿瘤医院

王绿化　中国医学科学院肿瘤医院深圳医院

孔　琳　上海市质子重离子医院

石　梅　空军军医大学西京医院

申良方　中南大学湘雅医院

毕　楠　中国医学科学院肿瘤医院

吕家华　四川省肿瘤医院

乔　俏　中国医科大学附属第一医院

刘士新　吉林省肿瘤医院

孙　颖　中山大学肿瘤防治中心

孙新臣　江苏省人民医院

本书编委会

主　编　章　真　刘士新

副主编　王维虎　夏　凡

编　者（按姓氏汉语拼音排序）

曹洋森　海军军医大学第一附属医院（上海长海医院）

高远红　中山大学肿瘤防治中心

耿建昊　北京大学肿瘤医院

胡德胜　湖北省肿瘤医院

李桂超　复旦大学附属肿瘤医院

李金銮　福建省肿瘤医院

李永恒　北京大学肿瘤医院

刘士新　吉林省肿瘤医院

钱莉文　浙江大学医学院附属邵逸夫医院

舒　佩　四川大学华西医院

孙晓南　浙江大学医学院附属邵逸夫医院

唐　源　中国医学科学院肿瘤医院

万香波　郑州大学第一附属医院

王　辛　四川大学华西医院

王　征　上海市质子重离子医院

王洪智　北京大学肿瘤医院

王维虎　北京大学肿瘤医院

吴德华　南方医科大学南方医院

吴君心　福建省肿瘤医院

夏　凡　复旦大学附属肿瘤医院

肖巍魏　中山大学肿瘤防治中心

杨永净　吉林省肿瘤医院

袁响林　华中科技大学同济医学院附属同济医院

岳金波　山东省肿瘤医院

张　慧　复旦大学附属肿瘤医院

张　娜　浙江省肿瘤医院

张火俊　海军军医大学第一附属医院（上海长海医院）

章　真　复旦大学附属肿瘤医院

郑　宣　北京大学肿瘤医院

周蔚文　浙江大学医学院附属邵逸夫医院

朱　骥　浙江省肿瘤医院

朱晓斐　海军军医大学第一附属医院（上海长海医院）

序　一

恶性肿瘤是威胁人民健康的重要疾病。当今肿瘤治疗的实践理念在根治性治疗之余，也要充分考虑患者损伤与临床获益，让患者在获得良好肿瘤控制的同时，也获得争取保留生活质量的重要机会，放射治疗（简称"放疗"）便是其理念得以实现的重要手段。而实现精准的放疗要通过精确的靶区勾画，准确的放射治疗实施方可得以完成。因此，对靶区进行梳理和总结是放疗专科得以不断发展的重要方式。

精准放射治疗的理念已深入人心。基于加速器的放射治疗和现代物理技术是精准放疗实施的基础，为患者制订个体化的医疗策略和靶区勾画是精准放疗的重要手段。通过精确的勾画靶区，能够准确确定肿瘤的位置、大小和形状，配合患者的治疗目标，提供最佳的治疗方案。这种精准实践有助于提高治疗的准确性和有效性，在最大程度杀灭肿瘤细胞的同时，对正常组织的危害最小化，从而降低副作用和并发症的风险，改善患者的治疗效果和生活质量。

《肿瘤精准放射治疗靶区勾画丛书》（简称"丛书"）创作伊始，便已确立了实用、规范、前沿的目标，邀请长期耕耘在学科前沿的一线专家学者，将放射治疗学科的最新进展与实践经验集合成册。本丛书涵盖临床实践中的常见病种，依据功能系统的解剖特点设计各个分册，以实践为导向，以前沿视野为指导，将常见病、多发病的放射治疗临床靶区予以梳理和总结，可以为放射治疗的临床实践提供直接有益的指导，也为学术思想的交流碰撞提供规范和具体的参考。

丛书在成书过程中得到了学界前辈与同仁的广泛支持与鼓励，来自他们富有智慧和建设性的意见为丛书增光添彩。同时，丛书得到了全国诸位专家学者的鼎力支持，感谢为本书成稿付出卓越努力的医师，你们的辛勤付出与无私奉献,是放射治疗学科前进的源泉与动力。

希望丛书能为年轻医师的成长提供帮助,也为各位同道的诊疗提供参考。

中华医学会放射肿瘤治疗学分会 主任委员

北京大学第三医院肿瘤放疗科 主任

北京大学医学部近距离放疗研究中心 主任

王俊杰

2025 年元月

序　二

　　放射治疗是现代医学的重要组成部分,是恶性肿瘤治疗的主要手段之一。从二维到三维,从光子放疗到质子重离子放疗,放射技术进展迅速,也为靶区更新提出了新的挑战。伴随放射技术的提高,医学实践中剂量给予方式也在推陈出新。调强放射治疗的实践让剂量均匀与靶区形状得以优化;立体定向放射治疗的实施,让肿瘤高剂量雕刻成为可能,同时最大程度地保留了正常组织功能;近距离放射治疗的推广,让特殊部位、特殊情况的患者获得治疗新选择。

　　消化系统病种复杂,疾病涵盖广,各类放射治疗技术在其诊疗环节中都有充分的用武之地。胃肠道肿瘤治疗涉及新辅助和辅助治疗,而胰腺癌、肝癌和胆道系统肿瘤涉及根治性放射治疗,这些都对放射治疗技术的临床实践提出了新的要求。同时,质子重离子等先进射线的应用,打开了治疗局面,让患者有了新的治疗选择,同时产生独特的放射治疗反应,对靶区勾画提出新的要求。而以上诸多技术优势,都需要合理、适当、个体化的靶区勾画才能得以体现。

　　本书旨在向读者介绍消化系统肿瘤靶区勾画的原则和最新进展。作为临床经验的总结,本书深入探讨了靶区勾画的实施原则与注意事项。根据癌种的特色与要求,将最新的治疗理念和重要的治疗原则融会贯通,以实际临床工作的需求和要求为导向进行编写,真正做到了实用、清晰、精准、先进。

　　希望本书能够成为放射治疗从业者、医学生和其他相关专业人员的重要参考,为学术交流提供视角,也为患者带来更好的生活质量和治疗结局。

复旦大学附属肿瘤医院　党委书记
上海市质子重离子医院(复旦大学附属肿瘤医院质子重离子中心)　院长
郭小毛
2025 年元月

前　言

在放射治疗复杂的实践过程中,靶区勾画是其中的核心步骤之一。伴随当前放射治疗学科的发展,人工智能的广泛应用,放射治疗靶区勾画已经愈发简洁、方便。放射治疗靶区勾画不是僵硬、重复的工作,而是体现了放射治疗医师对患者疾病水平的综合评估与诊疗思路。

在消化系统恶性肿瘤的综合治疗进展中,不同疾病呈现出不同的发展格局。基于病种考虑,直肠癌、胃癌新辅助放射治疗的进步,让器官保留成为可能。放射治疗靶区的确定需要权衡根治疾病、减少损伤、保留长期功能的需求,对放射治疗医师提出了严格的要求。胰腺癌、肝癌等消化系统恶性肿瘤的早期诊治手段愈发广泛,带动了立体定向放射治疗技术在这类疾病中的广泛应用。确定合适的肿瘤边界,根据不同患者的疾病状态评估高危区域予以处理,成为放射治疗医生在诊疗中需要面对的问题。在免疫时代,处于消化系统肿瘤寡转移状态的患者可以通过合适的放射治疗技术联合全身治疗方案,获得最佳的局部控制和全身疾病控制。如何平衡肿瘤控制与免疫系统的损伤,也必须通过放射治疗靶区的确定予以实现。因此,梳理目前消化系统肿瘤放射治疗靶区的勾画经验,成为当下诊疗的重要需求。

为方便广大放射治疗医师对于消化道肿瘤放射治疗的学习和理解,我们组织编写了本书。编写组的各位专家长期深耕于放射治疗临床工作一线,具有丰富实践经验,通过分享其学术观点,旨在规范、专业地呈现靶区勾画的具体要求,同时向读者们介绍放射治疗靶区勾画的最新进展。希望本书能够为从事消化系统肿瘤的放射治疗医师、物理师的临床工作提供参考,为提高消化系统肿瘤诊治的临床实践作出贡献。

感谢诸位专家为本书编写付出的辛勤努力,也感谢每一位参与者为本书贡献的卓越智慧。编写过程中难免有疏漏之处,敬请广大同道批评指正,以待再版时加以修正完善。

复旦大学附属肿瘤医院放射治疗中心主任　章　真

吉林省肿瘤医院恶性肿瘤临床精准放疗研究中心主任　刘士新

2025 年元月

目　录

第一章

直肠癌放射治疗

第一节 概 述

一、流行病学及发病因素

直肠癌是常见的消化系统恶性肿瘤,据世界卫生组织(World Health Organization,WHO)下属的国际癌症研究机构统计,在全球范围内,结直肠癌发病率在所有恶性肿瘤中位居男性的第三位和女性的第二位。2020年结直肠癌新发病例为190万,死亡病例近94万,男性的发病率和死亡率均显著高于女性。根据国家癌症中心最新统计数据,我国结直肠癌发病率居恶性肿瘤第二位,死亡率居第四位,自2000—2016年以来,结直肠癌的发病率和死亡率呈现上升趋势。

现代生物学、遗传学和流行病学研究表明,结直肠癌的发病原因主要与遗传因素、环境因素和生活方式有密切关系,是多因素相互作用的结果。仅有6%~10%结直肠癌的发生与遗传因素有关,如多发性家族性息肉病(familial adenomatous polyposis,FAP)和遗传性非家族性息肉病性结直肠癌(hereditary nonpolyposis colorectal cancer,HNPCC)。年龄是散发性结直肠癌的主要危险因素,40岁之前较少见;40~50岁发病率开始明显上升,此后每增加10岁,年龄相关发病率都会增加。饮食因素同样重要,其中高纤维饮食对结直肠癌的发生具有保护作用的观点存在争议,但高脂肪饮食的促癌作用明显。溃疡性结肠炎、克罗恩病、大肠腺瘤、血吸虫病、盆腔放射治疗等都是结直肠癌的危险因素。

二、临床表现

(一)症状

直肠癌的典型症状包括排便习惯改变、直肠出血、直肠疼痛等,常伴有里急后重、大便变细；直肠癌导致的贫血提示出血量较多或病程较长；恶心、呕吐提示肠梗阻；情况严重者可能出现直肠肿瘤局部浸润或包裹性穿孔引起恶性瘘管，如男性患者出现小便困难合并不明原因发热，可能因肿瘤侵犯前列腺或膀胱，女性患者如从阴道分泌物中发现粪便，则提示直肠阴道瘘；也可出现肝区疼痛、腹痛、骨痛等转移病灶局部的症状。

（二）体征

中低位直肠肿物在实施直肠指检时可被发现，直肠指检前应嘱患者采用合适的体位，如膝胸位、侧卧位、截石位、蹲位，指诊医师示指戴手套并涂润滑油，首先观察肛门外观，然后将示指置于肛门外口，轻轻按摩，使被检者肛门括约肌放松，再缓慢插入肛门直肠内。直肠指检时要注意肛管括约肌的松紧度、直肠壁及周围有无肿块、直肠有无狭窄等。如扪及直肠肿块，需要注意肿块大小、形态、硬度、活动度等；退指后需要观察指套上有无脓血和黏液。直肠指检阴性的患者体征不明显，有少数患者可出现腹部膨隆、左下腹肿块，应特别注意肝脏包块、腹盆腔积液等远处转移体征。

三、辅助检查

直肠癌的辅助检查起到确诊及分期的作用，也可帮助医生了解患者的耐受性，主要包括血液学检查、影像学检查、腔镜检查以及病理学诊断。

（一）血液学检查

1. 一般检查　包括血常规、肝肾功能、病毒血清学、血糖、凝血功能、尿常规、大便常规等，肝功能检查没有诊断肝转移的作用。

2. 肿瘤标志物　主要包括癌胚抗原（carcinoembryonic antigen，CEA）、糖类抗原19-9（carbohydrate antigen 19-9，CA19-9）、糖类抗原242（carbohydrate antigen 242，CA242），还有应用较少的糖类抗原72-4（carbohydrate antigen 72-4，CA72-4），糖类抗原50（carbohydrate antigen 50，CA50），糖类抗原195（carbohydrate antigen 195，CA195）等。但肿瘤标志物对直肠癌的诊断能力较低，与良性疾病有大量重叠，且筛查早期病变的敏感性较低。CEA诊断结直肠癌的特异性为89%，敏感性仅为46%，其他常规肿瘤标志物的诊断敏感性都不高于CEA。尽管如此，大多数直肠癌患者还应在治疗前检查血清CEA，可帮助规划治疗策略，评估预后以及随访。

（二）影像学检查

1. 计算机断层扫描（computed tomography，CT）　对于新诊断的直肠癌患者，术前腹腔和盆腔CT可显示区域肿瘤侵犯、区域淋巴结转移、远处转移及肿瘤相关并发症（如梗阻、穿孔、瘘管形成）。CT检测远处转移的敏感性（75%~87%）比检测淋巴结受累（45%~73%）或肿瘤透壁浸润深度（约50%）

的敏感性更高。直肠周围淋巴结肿大都被假定为恶性,因为在无确切炎症(如直肠炎、直肠瘘、直肠周围脓肿)的情况下,此区域内通常没有良性淋巴结肿大。胸部CT对排除肺转移有帮助。

2. 磁共振成像(magnetic resonance imaging,MRI)　对于大多数疑似直肠癌的患者,使用影像学检查评估原发肿瘤的范围时,优选盆腔薄层(3mm)多平面T_2加权MRI,它能显示透壁肿瘤浸润深度,有无可疑的区域转移淋巴结/癌结节、壁外血管侵犯(extramural vascular invasion,EMVI),直肠系膜筋膜(mesorectal fascia,MRF)的状态以及其他器官结构的浸润情况。原发肿瘤、转移淋巴结或EMVI距离MRF距离≤1mm的情况即为影像判读的环切缘(circumferential resection margin,CRM)阳性。上述MRI评估的直肠癌原发灶浸润深度、CRM状态和EMVI状态是预测局部复发、远处转移风险的因素,也是确定综合治疗方案的关键性指标。

MRI比CT可识别更多的肝脏病变,对于存在背景脂肪肝改变的患者特别有价值。目前,在临床实践中,MRI通常仅用于CT有可疑发现但不确定的患者,特别是需要更好地明确肝脏疾病负荷以决定是否需要肝脏切除手术时。

3. 骨扫描　不作为常规推荐,是骨转移瘤筛查的诊断方法,骨扫描阳性患者,应该选择性加做X线、CT、MRI、SPECT/CT等检查,进一步确诊。

4. 正电子发射断层显像/X线计算机体层成像仪(positron emission tomography/computedtomography,PET/CT)　在直肠癌常规术前分期时,PET/CT联合或不联合CT似乎并不能在CT扫描的基础上提供更多重要信息,不作为常规推荐,对于除肝转移以外的疑似转移病变,或是怀疑直肠肿瘤局部复发的患者,可以选用。对目前或将来适合行孤立性结直肠癌肝转移灶切除术的患者可行PET/CT评估,在尝试切除前,常规使用PET/CT扫描可以减少非治疗性开腹手术的次数。

(三)腔镜检查

结肠镜检查是直肠癌最准确、最通用的诊断性检查,可以在整个大肠中定位直肠病灶并进行活体组织检查(简称"活检"),可发现同时性肿瘤并切除。在内镜下观察,绝大多数直肠癌起源于黏膜且突入管腔的肿块。肿块可呈外生型或息肉状,质脆、坏死或溃疡的病变部位可能观察到出血。对于内镜下可见的病变,组织取样方法包括活检、刷检及息肉切除术。

早期直肠癌及进展期直肠癌无管腔明显狭窄者均可行超声内镜(endoscopic ultrasound,EUS)检查,EUS可对病变的形态、大小、浸润深度、肠壁外扩散程度以及淋巴结有无转移,邻近组织是否受累等做出判断,为准确分期提供有效依据。EUS特别适合评估早期肿瘤(即T1~2N0期),不太适合评估更晚期的肿瘤,因为此时瘤体较大,EUS 的穿透深度不足以确定其他器官浸润情况。由于没有邻近结构辅助评估 CRM,所以 EUS 无法估算肿瘤至 CRM 的距离。

通常认为直肠癌治疗前局部分期优选 MRI 而非 EUS,尤其是对于中期和局部晚期肿瘤。T1~2N0 期肿瘤选择 EUS 或 MRI 均可。

（四）病理学诊断

绝大多数直肠恶性肿瘤都为癌,90% 以上的癌为腺癌,其他组织学类型如神经内分泌肿瘤、错构瘤、间质肿瘤和淋巴瘤相对少见。在对直肠癌行潜在治愈性的手术后,评估患者预后最有效的方法是对切除标本进行病理分析,最重要的病理学特征包括存在远处转移,局部肿瘤范围,淋巴结阳性情况（特别是受累淋巴结数）,残留病变,肠壁外肿瘤种植（tumor deposit, TD）,淋巴血管侵犯（lymphovascular invasion, LVI）和神经浸润（perineural invasion, PNI）,分化的组织学分级,以及肿瘤退缩分级（针对直肠癌切除术之前接受了新辅助治疗的患者）。

大量研究表明,分子特征也可能影响结局,这种影响与就诊时的肿瘤分期无关。然而,尽管有大量相关性研究探索了多种分子特征的预后意义,但目前用于临床决策的因素仅包括 DNA 错配修复（mismatch repair, MMR）蛋白的状态以及 BRAF 突变和 RAS 突变,这些因素既有预后价值,又可预测化学治疗（简称"化疗"）效果。

第二节　技术流程

对于早期直肠癌患者（T1~2N0M0）,根治性手术是标准治疗。但接受局部切除者,进一步的治疗取决于术后病理结果。合并有良好预后因素（高中分化、无淋巴血管浸润或无神经周围浸润、无黏蛋白产生、切缘阴性）的 pT1 期浸润性肿瘤,局部治疗后内镜监测是足够的;对于有预后不良因素的 pT1 期病变,甚至是 pT2 期病变,补充根治性手术是标准治疗。

新辅助放疗的适应证主要针对 II/III 期中低位直肠癌:长程同步放化疗（chemoradiotherapy, CRT）结束推荐间隔 5~12 周接受根治性手术;短程放疗（short course radiotherapy, SCRT）联合即刻根治性手术（放疗完成后 1 周内手术）推荐用于可手术切除的 T3 期直肠癌。而短程放疗/同步放化疗联合新辅助化疗模式,则推荐用于含有高危复发因素的 II/III 期直肠癌。辅助放疗主要推荐用于未行新辅助放疗,术后病理分期为 II/III 期且含有高危复发因素的直肠癌患者。

具有同时性转移疾病的患者,治疗必须个体化,需要确认转移灶是否潜在可切除以及原发肿瘤是否有症状。目前,关于最佳治疗方法尚未达成共识,但全身化疗是Ⅳ期患者的基础治疗,可明显改善生存期。

对于低位直肠癌有强烈保肛意愿的患者,可建议先行新辅助放化疗,如果肿瘤对放化疗敏感,达到临床完全缓解(clinical complete response, cCR),可考虑等待观察的治疗策略。对于直肠病灶局部复发且切除困难的患者,在未接受放疗的前提下,可考虑局部放疗使之转化为可切除病灶再行手术切除。

第三节　靶区勾画

一、定位与扫描条件

为了尽可能地避免更多小肠被照射,推荐在定位和治疗前饮水使膀胱充盈,并使用有孔腹盆定位架及俯卧位技术使小肠位于盆腔之外,减少小肠受照的体积。可选择口服造影剂溶于饮用水中,显影小肠。推荐热塑体膜固定。

CT 模拟定位扫描的范围:上界自膈顶水平,下界至股骨上中 1/3 段;层厚5mm 扫描,建议患者在不过敏的前提下行静脉造影,以清楚显示肿瘤和血管;对直肠下段癌或直肠系膜筋膜受累者或 T4b 者同时行 MRI 定位(有条件的放疗中心),将定位 MRI 与定位 CT 图像融合,参照定位 MRI 图像在 CT 图像上勾画靶区,进行剂量计算;定位 MRI 序列应该包含小野高分辨率 T_2WI 成像等(图 1-1)。

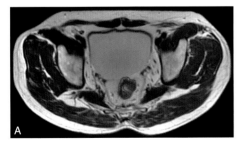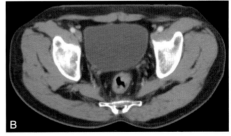

图 1-1　直肠癌定位 CT 和定位 MRI 图像融合

A:定位 CT 图像(增强);B:定位 MRI 图像(T_2 加权)。

红色表示勾画的肿瘤 GTV 原发灶,通过相同层面的 CT 和 MRI 图像对照,可精准勾画肿瘤的范围。

二、靶区勾画图示

原发肿瘤靶区（gross tumor volume，GTV）；淋巴结肿瘤靶区（gross tumor volume of the lymph node，GTVnd）；临床靶区（clinical tumor volume，CTV）；计划靶区（planning tumor volume，PTV）。

（一）肿瘤靶区

1. GTV 原发灶　所有在体检和影像学检查中发现的肿瘤，包含肠镜和直肠 MRI/ 盆腔 CT 显示的直肠肿瘤、直肠壁外血管受侵。

2. GTV 淋巴结　包含直肠 MRI/ 盆腔 CT 显示的直肠系膜区、骶前区、髂内、闭孔转移淋巴结和癌结节。

（二）临床靶区

1. 原发灶临床靶区（primary clinical target volume）　特指原发灶的临床靶区，缩写为 CTVp，包括原发灶头脚方向外扩 2cm 范围。对 T4b 侵犯前列腺 / 精囊腺者，CTVp 亦要包括受侵前列腺 / 精囊腺外扩 1~2cm 范围。对 T4b 侵犯子宫 / 阴道 / 膀胱者，CTVp 要包括受侵子宫 / 阴道 / 膀胱并外扩 1~2cm 范围，同时要考虑上述器官动度和形变，给予适当外扩形成内照射靶区。对 T4b 合并直肠膀胱瘘 / 直肠阴道瘘者以及穿透肛门外括约肌侵犯到坐骨直肠窝者，CTVp 要包括整个膀胱 / 阴道 / 同侧坐骨直肠窝。对于术后患者需要明确瘤床范围、吻合口、会阴瘢痕范围，确保在靶区之内。

2. CTV 淋巴引流区

（1）术前放疗 CTV：该区域需要包含 GTVnd，特别是高危淋巴结引流区及高危复发区，该区域可分为如下亚分区：①骶前区（presacral region，PS）：骶骨前方区域；②直肠系膜区（mesentery area，M）：由全部直肠系膜以及直肠系膜筋膜组成；③髂内淋巴引流区（lateral cervical lymph node area，LLNP）；④闭孔淋巴引流区（obturator lymph nodes area，LLNA）；⑤髂外淋巴引流区（extrasacral lymphatic drainage area，EI）；⑥腹股沟淋巴引流区（inguinal lymph nodes area，IN）；⑦坐骨直肠窝（ischiorectal fossa，IRF）；⑧肛门括约肌复合体（anal sphincter complex，SC）。CTV 淋巴引流区需要根据具体的 T/N 分期和分段等因素选择性勾画（表 1-1）。

（2）术后放疗 CTV：术后高危淋巴结引流区及高危复发区参照术前放疗该区域的定义，应根据手术方式考虑 CTV 勾画（表 1-2）。

（三）计划靶区

PTV 应依据摆位精确性，影像验证的频率，图像引导放射治疗（imaging guided radiation therapy，IGRT）的使用等情况确定，CTVp 和 CTV 淋巴引流区在左右、腹背方向外扩 0.7~1.0cm，头脚方向外扩 1cm，不包括皮肤，建议三维外扩。

表 1-1　根据直肠癌 T/N 分期和位置的 CTV 淋巴引流区勾画建议

分期和位置	PS	M	LLN P	LLN A	EI	SC	IRF	IN
cT3N0，高位	+	+	+					
cT3N0，中低位[a]	+	+	+			+（肛管受侵）	[c]	
任何 T，直肠系膜 / 骶前淋巴结转移	+	+	+	+		+（肛管受侵）	[c] [d]	
任何 T，髂内淋巴结转移	+	+	+	+		+（肛管受侵）	[c]	
任何 T，闭孔淋巴结转移	+	+	+	+	+	+（肛管受侵）	[c]	
cT4，前盆腔器官受侵[b]	+	+	+	+		+（肛管受侵）	[c]	

注：1. PS：骶前区；2. M：直肠系膜区；3. LLN P：髂内淋巴引流区；4. LLN A：闭孔淋巴引流区；5. EI：髂外淋巴引流区；6. SC：肛门括约肌复合体；7. IRF：坐骨直肠窝；8. IN：腹股沟淋巴引流区。

a 在保证影像学诊断准确的前提下，直肠系膜筋膜（-）并且 N0，CTV 上界为 S2~S3 水平或 S1~S2 水平。

b 直肠前位器官明确受侵 T4b 者需要预防照射髂外淋巴引流区，仅肛提肌受侵或 T4a 者不包括。

c 肿瘤明确侵犯坐骨直肠窝 / 肛门外括约肌 / 肛提肌者需要照射坐骨直肠窝，CTV 包括受侵部分坐骨直肠窝（GTV 外扩 1cm），未受累对侧坐骨直肠窝可不包括。

d 肿瘤侵犯肛管 / 肛提肌 / 坐骨直肠窝 / 精囊腺 / 前列腺 / 膀胱 / 子宫，不常规预防照射腹股沟淋巴引流区。肛门周围皮肤或下 1/3 阴道受侵，可预防性照射腹股沟淋巴引流区。

表 1-2　根据手术方式的直肠癌术后放疗 CTV 勾画

区域	直肠低位前切除术后	腹会阴联合切除术后
吻合口 / 会阴瘢痕	+（吻合口）	+（会阴瘢痕）
瘤床	+	+
骶前区 + 直肠系膜区 + 髂内淋巴引流区	+	+
闭孔淋巴引流区	+	+
髂外淋巴引流区	-	-
腹股沟淋巴引流区	-	-
坐骨直肠窝	+（肿瘤中心距肛缘 6cm 以内）	+
肛门括约肌复合体	+	已切除

（四）靶区勾画示例

1. 病例 1　患者 64 岁，女性。因"排便习惯改变 5 个月"就诊。肠镜提示距肛门缘 3.5~9cm 直肠肿瘤，病理显示（直肠）中分化腺癌；直肠 MRI 提示直肠癌侵及腹膜反折（T4a），EMVI（4 级），MRF（+）；直肠系膜区、骶前区多发淋巴结转移；未见远处转移证据。拟行术前放疗。

直肠癌术前放疗靶区（图 1-2~ 图 1-5）：GTV（红色），GTVnd（明黄色），

CTV（绿色）。CTV 包含 GTV、GTVnd、直肠系膜区、骶前区、髂内淋巴引流区、闭孔淋巴引流区以及部分肛门括约肌复合体。

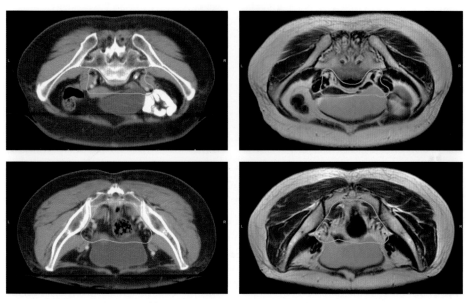

图 1-2　CTV 上界骶 1 水平（定位 CT 与定位 MRI 对照显示，俯卧位）

包含骶前区、髂内淋巴引流区。CTV 上界在骶岬水平；后界沿骶骨前缘；侧界位于骶髂关节或髂肌内缘，向前沿腰大肌内缘，并包括双侧髂内血管周围 7mm；前界在骶骨前 10~15mm，并包括骶前血管。

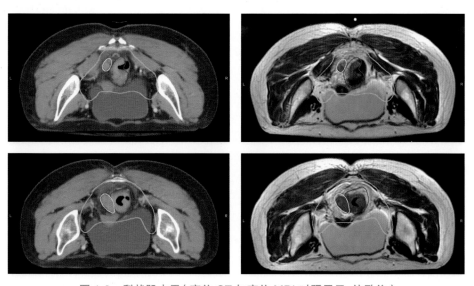

图 1-3　梨状肌水平（定位 CT 与定位 MRI 对照显示，俯卧位）

包含直肠系膜区、骶前区、髂内淋巴引流区。CTV 后界沿骶骨前缘；侧界沿梨状肌内缘，包括双侧髂内血管周围 7mm，向前至髂外血管后缘；直肠系膜区前界建议包括膀胱后壁或子宫后壁（女性）。

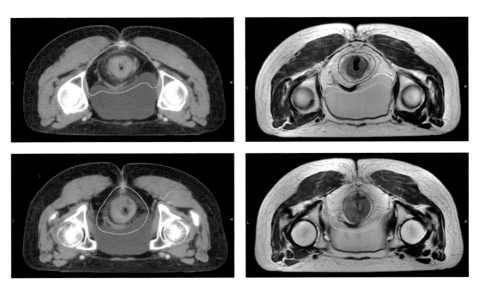

图 1-4　股骨头水平（定位 CT 与定位 MRI 对照显示，俯卧位）

包含直肠系膜区、骶前区、髂内淋巴引流区、闭孔淋巴引流区。CTV 后界沿尾骨前缘 / 臀大肌内缘连线；侧界沿闭孔内肌内缘，包括双侧髂内血管、闭孔血管周围 7mm，向前至闭孔内肌前缘；直肠系膜区前界建议包括膀胱后壁或阴道后壁（女性）。

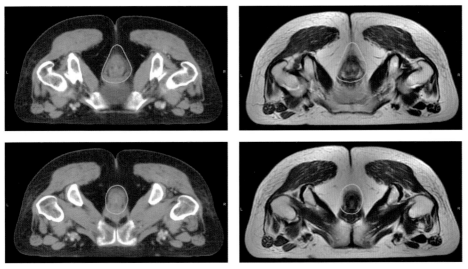

图 1-5　CTV 下界闭孔水平（定位 CT 与定位 MRI 对照显示，俯卧位）

包含直肠系膜区下界、部分肛门括约肌复合体。CTV 下界一般位于 GTV 脚侧方向外扩 2cm；后界沿臀大肌内缘连线；侧界包全直肠系膜区及肛门括约肌复合体。

2. 病例2　患者63岁,男性。因"直肠癌术后辅助化疗后3周"入院。患者在排除远处转移后,在腹腔镜下行直肠低位前切除术,术中提示肿瘤位于腹膜反折以下,大小约4cm×3cm。术后病理:直肠局限溃疡型中分化腺癌,伴低分化肿瘤细胞簇;肿瘤侵透肌层达肠周纤维脂肪组织;可见脉管瘤栓、神经侵犯及肌壁外静脉侵犯;淋巴结可见转移性癌(4/17)。术后辅助6个周期化疗后,拟行术后放疗。

直肠低位前切除术后放疗靶区(图1-6~图1-9)。CTV(绿色):包含瘤床、吻合口、直肠系膜区、骶前区、髂内区、闭孔区、坐骨直肠窝。

3. 病例3　患者53岁,女性。因"直肠癌术后2个月"入院。患者在排除远处转移后,在腹腔镜下行腹会阴直肠联合切除术,术中见肿瘤累及肛管,大小约3cm×3cm,呈浸润溃疡表现。术后病理:直肠浸润溃疡型中 - 低分化腺癌,可见高级别肿瘤出芽,可见神经侵犯及脉管瘤栓,肿瘤侵透肌层达直肠旁脂肪组织,累及齿状线,距环周切缘最近1mm。上切缘、皮肤切缘及环周切缘均未见癌。淋巴结转移性癌(3/30),累及淋巴结被膜外。术后会阴伤口愈合,拟行术后放疗。

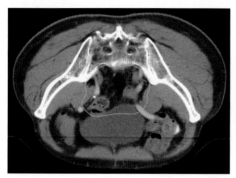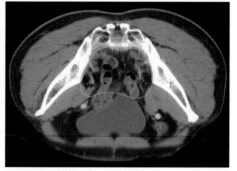

图1-6　CTV上界骶1水平(俯卧位)

包含骶前区、髂内淋巴引流区。CTV上界在骶岬水平;后界沿骶骨前缘;侧界位于骶髂关节或髂肌内缘,向前沿腰大肌内缘,并包括双侧髂内血管周围7mm;前界在骶骨前10~15mm,并包括骶前血管。

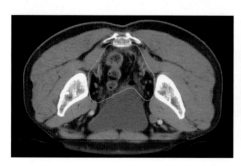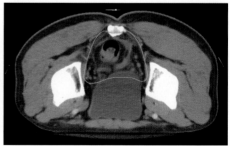

图1-7　梨状肌水平(俯卧位)

包含直肠系膜区(参考术前图像)、骶前区、髂内淋巴引流区。CTV后界沿骶骨前缘;侧界沿梨状肌内缘,包括双侧髂内血管周围7mm,向前至髂外血管后缘;直肠系膜区前界建议包括膀胱后壁。

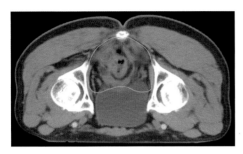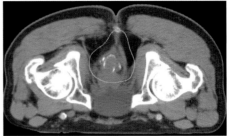

图 1-8　股骨头水平（俯卧位）

包含瘤床、直肠系膜区（参考术前图像）、吻合口、骶前区、髂内淋巴引流区、闭孔淋巴引流区。CTV 后界沿尾骨前缘/臀大肌内缘连线；侧界沿闭孔内肌内缘，包括双侧髂内血管、闭孔血管周围 7mm，向前至闭孔内肌前缘；直肠系膜区前界建议包括膀胱后壁。

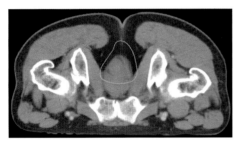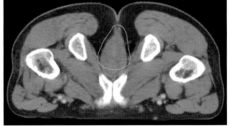

图 1-9　CTV 下界闭孔水平（俯卧位）

包含部分肛门括约肌复合体。CTV 下界一般位于吻合口脚侧方向外扩 2cm；后界沿臀大肌内缘连线；侧界包全肛门括约肌复合体。

直肠癌腹会阴联合切除术后放疗靶区（图 1-10~图 1-14）。CTV（绿色）：包含瘤床、会阴瘢痕区域、直肠系膜区、骶前区、髂内区、闭孔区、坐骨直肠窝。

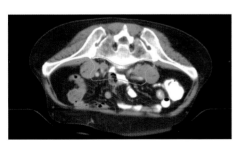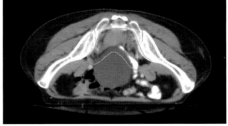

图 1-10　CTV 上界骶 1 水平（俯卧位）

包含骶前区、髂内淋巴引流区。CTV 上界在骶岬水平；后界沿骶骨前缘；侧界位于骶髂关节或髂肌内缘，向前沿腰大肌内缘，并包括双侧髂内血管周围 7mm；前界在骶骨前 10~15mm，并包括骶前血管。

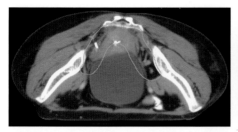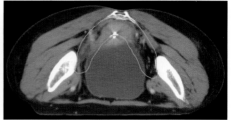

图 1-11　梨状肌水平（俯卧位）

包含直肠系膜区（参考术前图像）、骶前区、髂内淋巴引流区。CTV 后界沿骶骨前缘；侧界沿梨状肌内缘，包括双侧髂内血管周围 7mm，向前至髂外血管后缘；直肠系膜区前界建议包括膀胱后壁 / 子宫后壁（女性）。

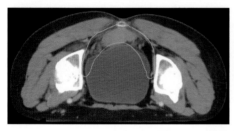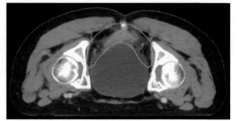

图 1-12　股骨头水平（俯卧位）

包含瘤床、直肠系膜区（参考术前图像）、骶前区、髂内淋巴引流区、闭孔淋巴引流区。CTV 后界沿尾骨前缘 / 臀大肌内缘连线；侧界沿闭孔内肌内缘，包括双侧髂内血管、闭孔血管周围 7mm，向前至闭孔内肌前缘；直肠系膜区前界建议包括膀胱后壁 / 子宫后壁（女性）。

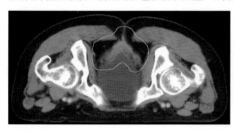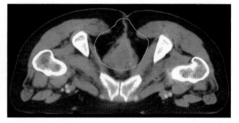

图 1-13　闭孔水平（俯卧位）

包含瘤床、术后改变（皮肤瘢痕及下方的术后改变区域均需要包括）、坐骨直肠窝。CTV 后界沿臀大肌内缘，包含皮肤瘢痕；侧界包括坐骨直肠窝及术后改变。

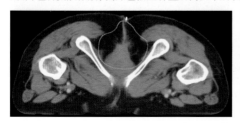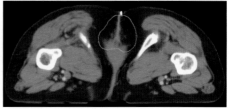

图 1-14　CTV 下界坐骨结节水平（俯卧位）

包含瘤床、术后改变（皮肤瘢痕及下方的术后改变区域均需包括）、坐骨直肠窝。CTV 下界一般位于坐骨结节水平（坐骨直肠窝下界），也要注意包全皮肤瘢痕。

第四节 照射技术与剂量分割

一、照射技术

根据医院具有的放疗设备选择不同的放疗技术,如常规放疗,三维适形放射治疗(three-dimensional Conformal Radiation Therapy,3DCRT),调强放射治疗(intensity Modulated radiotherapy,IMRT),容积弧形调强放射治疗(volumetric intensity modulated arc therapy,VMAT),螺旋断层放射治疗(tomotherapy,TOMO)技术。推荐采用 IMRT 或 3DCRT 技术,相比二维常规放疗技术具有明显的物理剂量学优势,在达到肿瘤精确治疗的同时可减少对正常组织的损伤。如果采用 IMRT,必须进行计划验证,有条件的单位,采用图像引导放疗,每天治疗时采集有关的影像学信息,确定治疗靶区,减少摆位误差。局部推量可采用外照射、近距离插植或腔内接触照射、术中放疗等。不推荐常规应用放射性粒子植入治疗。

二、剂量分割

(一)术后放射治疗

推荐剂量分割模式为 45~50Gy,每次 1.8~2.0Gy,共 25 次 5 周完成。如果术后病理证实未达到 R_0 切除,则在瘤床及淋巴引流区完成术后放疗剂量后,肿瘤残留部位给予推量 10~20Gy,共 5~10 次,1~2 周完成,总剂量 60~70Gy,但必须保证小肠、膀胱等重要器官受照剂量在安全耐受剂量范围内。术后放疗不建议采用短程放疗。

(二)术前放射治疗

1. 短程放疗 常用剂量分割模式为 25Gy/5F,在放疗结束后 1 周内完成手术。适于不需要通过术前放疗使肿瘤明显降期以期获得 R_0 切除者,或局部晚期直肠癌合并较为严重远处转移时,先给予短程放疗控制局部肿瘤,随后进行全身化疗与靶向治疗等。

2. 长程放疗 常用剂量分割模式为 45~50.4Gy/25~28F,放疗结束后 5~12 周手术,适于所有术前放疗的直肠癌患者。

(三)根治性放射治疗

因各种原因放弃手术者,可采用根治性放疗。根据具体情况选择不同剂量分割方案:①新辅助放化疗后临床完全缓解者,如采用观察等待策略,不需要放疗推量。②新辅助放化疗后5~6周评估未达到临床完全缓解者，如果放弃手术，可以考虑给予推量放疗；根据两个疗程放疗之间的间隔时长（通常在8周以上），建议第二程放疗给予残留直肠病灶及淋巴结推量30~36Gy，15~18次完成，累计总剂量80~86Gy。③治疗前明确放弃手术者，可给予连续放疗推量，第一程按术前长程放疗方案，随后给予第二程推量放疗，直肠病灶及淋巴结10~20Gy，5~10次完成，或近距离放射治疗推量5Gy，累计总剂量60~70Gy。

（四）姑息性放射治疗

由于高龄或系统性疾病不能耐受化疗和手术者，可给予单纯放疗。依据不同临床分期及治疗目的，采用不同放疗技术与剂量分割模式。

（五）近距离放射治疗

近距离放射治疗很少单纯应用于直肠癌的放疗，但常作为直肠癌外照射后的放疗推量手段。常用的有高剂量率近距离插植放疗和接触式X射线近距离照射两种方法。

直肠癌接触式X射线近距离照射适用于中下段直肠癌（肿瘤下缘距肛缘≤10cm），肿瘤必须能够接触到直肠敷贴器和球面X射线管。肿瘤体积是影响放射线杀灭直肠腺癌的主要因素，大于$33cm^3$（肿瘤直径4cm）的杀灭概率小于50%，杀灭T3肿瘤50%的直肠癌细胞所需剂量为92Gy，而直肠外照射耐受性低于70Gy，为提高直肠癌的肿瘤局部控制率，腔内推量放疗（接触式X射线或高剂量率近距离放射治疗）是目前最有效的方法。

接触式X射线近距离放射治疗的优点是靶向精度高，对正常直肠壁几乎没有辐射剂量。对于接触式X射线近距离照射，一般要求50%的表面剂量位于5mm深度，治疗体积不超过$5cm^3$，而对于外照射，建议避免照射S2/S3界面以上的临床靶区。接触式X射线近距离照射是一种直肠癌的适应性放疗技术。

第五节   临床疗效和不良反应

术前使用氟尿嘧啶类单药同步放化疗治疗局部进展期直肠癌（locally advanced rectal cancer，LARC），病理完全缓解（pathologic complete response，pCR）为15%~20%，局部复发率降至10%以下，但远处转移风险仍高达24%~36%。近年来，随着术前新辅助放化疗化疗强度的提高，如Cinclare研究、全新辅助治疗系列研究，以及免疫加入新辅助治疗相关研究的开展，pCR率或完全缓解（complete response，CR）率也随之提高，部分研究已显示出生存获益。

直肠癌盆腔放疗的主要不良反应体现在造血系统、消化系统和泌尿系统。造血系统不良反应主要为白细胞、血小板减少，同步放化疗表现更为明显。消化系统可出现厌食、恶心、呕吐、腹痛、腹泻等不良反应，急性放射性肠炎是直肠癌盆腔放疗最常见的早期并发症，与肠道受照总剂量、体积、分割剂量及是否同步化疗密切相关。直肠癌盆腔放疗的晚期并发症包括慢性放射性肠炎、出血、直肠或肛门狭窄、疼痛，治疗难度较大。放射性膀胱炎为直肠癌盆腔放疗最常见的泌尿系统不良反应，早期可表现出尿道炎、膀胱炎的症状，远期并发症主要为出血性膀胱炎、膀胱挛缩、尿道狭窄伴挛缩。

第六节　临床研究进展

多项研究显示，术前氟尿嘧啶类单药同步放化疗的 pCR 率为 15%~20%。为进一步提高新辅助放化疗的肿瘤退缩率、肿瘤控制率，改善预后和器官保留率，国内外学者为优化 LARC 的新辅助治疗模式进行了多种探索，包括在氟尿嘧啶类单药基础上增加新的化疗药物、靶向药物；延长新辅助放化疗与手术的间隔时间；采用全程新辅助治疗以及新辅助放化疗联合免疫治疗。

在氟尿嘧啶类单药同步放化疗基础上增加新的化疗药物的研究主要包括奥沙利铂和伊立替康两种药物。全球范围内共开展了 5 项奥沙利铂加入术前同步放化疗的Ⅲ期临床对照研究：STAR-01 研究、ACCORD 研究、NSABP R04 研究、PETACC6 研究、CAO/ARO/AIO-04 研究。除 CAO/ARO/AIO-04 研究结果提示加入奥沙利铂可提高 pCR 率外，其他四项研究的 pCR 率无提高，且不良反应高于单药组。

Ⅲ期 Cinclare 研究探索了伊立替康加入术前同步放化疗，结果显示，在 UGT1A1*28 基因型指导下给予不同剂量的伊立替康，同时联合卡培他滨同步放化疗，pCR 率可达 33.8%，CR 率可达 33.1%，均显著高于单药组。

目前，有部分Ⅰ和Ⅱ期研究探索了靶向药物（西妥昔单抗、贝伐单抗）加入对直肠癌术前同步放化疗的影响，但结果差异较大，部分研究显示不良反应发生率高，未进行进一步的确证性研究。

直肠癌患者辅助化疗完成率不佳可能是导致总生存无明显改善的重要因素。因此，有学者提出将围手术期治疗全部在术前完成，即全程新辅助治疗（total neoadjuvant therapy，TNT），旨在提高化疗完成度、尽早控制远处转移。TNT 中放疗方式包括短程放疗和长程放化疗两种模式，其中短程放疗联合巩固化疗的 RAPIDO 研究和 STELLAR 研究取得了阳性结果。RAPIDO 研究显示，短程 TNT 组 pCR 率显著高于对照组（28% vs.14%，P<0.001），并且显著降低了 3 年远处转移率（19.8% vs.26.6%，P=0.004 8）和 3 年疾病相关治疗失败率（23.7% vs.30.4%，P=0.019）。STELLAR 研究的试验组 CR（pCR+cCR）率（22.5% vs.12.6%，P=0.001）显著优于标准组，并且试验组显著改善了 3 年无病生存率（64.5% vs.62.3%，非劣效性检验 P<0.001）和 3 年生存率（86.5% vs.75.1%，P=0.033）。在治疗依从性方面，TNT 组完成辅助化疗比例高于标准组（60% vs.48.3%）。

长程放化疗联合化疗的 TNT 模式主要有两种，即诱导化疗模式和巩固化疗模式，前者为先行诱导化疗再进行同步放化疗，后者为先行同步放化疗再进行巩固化疗。其中先行诱导化疗的优点包括：①有利于局部肿瘤退缩或降期；②有利于尽早治疗可能存在的微转移灶；③化疗依从性好，有助于提高化疗完成度。诱导化疗的缺点包括：①延迟手术；②经过药物选择可能产生放射性抵抗的肿瘤克隆，会降低后续放疗的疗效。先行同步放化疗的巩固化疗模式可避免这些潜在的缺点，并且放疗先行有助于获得最大程度的肿瘤退缩，CAO/ARO/AIO-12 研究和 OPRA 研究均提示先行同步放化疗再行巩固化疗的模式可获得更高比例的 pCR 率和 cCR 率。但该模式的潜在缺点在于，放疗后患者体力状态下降，可能会使后续化疗的完成度下降。

随着免疫治疗在临床中的广泛应用，近年来越来越多的研究探索了免疫治疗在直肠癌新辅助治疗中的价值。对于错配修复缺陷或微卫星高度不稳定（deficient mismatch repair/microsatellite instability，dMMR/MSI-H）的 LARC，PICC 研究、MSKCC 研究和中山大学肿瘤防治中心开展的 II 期研究，都显示了单纯新辅助免疫治疗可获得高达 70%~100% 的 CR 率。而对于错配修复系统正常或微卫星稳定（proficient mismatch repair/microsatellite stable，pMMR/MSS）的 LARC，放化疗有助于激发免疫应答，克服其对于免疫治疗的耐药。目前，多项 II 期研究都显示了新辅助放化疗联合免疫治疗 LARC 获得了良好的肿瘤退缩率、pCR 率和 CR 率。

新辅助放化疗后获得 cCR 率的患者采用观察等待（watch & wait，W&W）的非手术治疗策略也是直肠癌新辅助治疗的研究热点。目前，多项回顾性研究、数据库研究、前瞻性队列研究都显示了非手术治疗的安全性，主要复发模式为局部再生长，给予挽救性手术仍可获得良好的疗效，对生存无明显不良影响。

直肠癌新辅助治疗还有很多问题未明确，需要进一步探索，如 TNT 模式中最佳治疗时长、最佳药物组合方案、适合 TNT 的患者、预测 TNT 反应的生物标志物、监测 TNT 反应的方法、TNT 后获得完全缓解的患者可否避免永久性造口；对于 dMMR/MSI-H 的患者进行单纯新辅助免疫治疗是否可行；对于 MSS 型患者采用新辅助放化疗联合免疫治疗的模式中，如何改进疗效评估、如何基于生物标记物选择获益人群、如何优化联合治疗方案；对于 W&W 的非手术治疗策略，如何筛选适合 W&W 的患者人群、如何精准诊断 cCR 率和判定局部再生长、对于肿瘤局部再生长的治疗策略等。未来的研究方向将集中于通过整合多维度的研究方法，切实提高直肠癌新辅助治疗疗效和器官功能保留，实现兼顾患者生存期和生活质量的目的。

（刘士新　高远红　唐源）

参 考 文 献

［1］ SIEGEL R L, MILLER K D, JEMAL A, et al. Cancer statistics, 2018［J］. CA Cancer J Clin, 2018, 68（1）: 7-30.

［2］ ZHENG R, ZHANG S, ZENG H, et al. Cancer incidence and mortality in China, 2016［J］. Journal of the National Cancer Center, 2022, 2: 1-9.

［3］ 中国医师协会结直肠肿瘤专委会放疗专委会, 中华医学会放射肿瘤治疗学分会, TANG Y, et al. 直肠癌术前／术后适形／调强放疗靶区勾画共识与图谱［J］. 中华放射肿瘤学杂志, 2018, 3: 227-234.

［4］ SAUER R, FIETKAU R, WITTEKIND C, et al. Adjuvant vs. neoadjuvant radiochemotherapy for locally advanced rectal cancer: the German trial CAO/ARO/AIO-94［J］. Colorectal Dis, 2003, 5（5）: 406-415.

［5］ VAN DER VALK M J M, HILLING D E, BASTIAANNET E, et al. Long-term outcomes of clinical complete responders after neoadjuvant treatment for rectal cancer in the International Watch & Wait Database（IWWD）: an international multicentre registry study［J］. Lancet, 2018, 391（10139）: 2537-2545.

［6］ WANG Q X, ZHANG S, XIAO W W, et al. High dose chemoradiotherapy increases chance of organ preservation with satisfactory functional outcome for rectal cancer［J］. Radiat Oncol, 2022, 17（1）: 98.

［7］ APPELT A L, PLOEN J, HARLING H, et al. High-dose chemoradiotherapy and watchful waiting for distal rectal cancer: a prospective observational study［J］. Lancet Oncol, 2015, 16（8）: 919-927.

［8］ GÉRARD J P, BARBET N, DEJEAN C, et al. Contact X-ray brachytherapy for rectal cancer: Past, present, and future［J］. Cancer Radiother, 2021, 25（8）: 795-800.

［9］ RODEL C, GRAEVEN U, BECKER H, et al. Oxaliplatin added to fluorouracil-based preoperative chemoradiotherapy and postoperative chemotherapy of locally advanced rectal cancer（The German CAO/ARO/AIO-04 Study）: Final results of the multicentre, open-label, randomised, phase 3 trial [J]. Lancet Oncol, 2015, 16 (8): 979-989.

[10] ZHU J, LIU A, SUN X, et al. Multicenter, randomized, phase III trial of neoadjuvant chemoradiation with capecitabine and irinotecan guided by UGT1A1 status in patients with locally advanced rectal cancer [J]. J Clin Oncol, 2020, 38 (36): 4231-4239.

[11] BAHADOER R R, DIJKSTRA E A, VAN ETTEN B, et al. Short-course radiotherapy followed by chemotherapy before total mesorectal excision (TME) versus preoperative chemoradiotherapy, TME, and optional adjuvant chemotherapy in locally advanced rectal cancer (RAPIDO): a randomised, open-label, phase 3 trial [J]. Lancet Oncol, 2021, 22 (1): 29-42.

[12] JIN J, TANG Y, HU C, et al. Multicenter, randomized, phase III trial of short-term radiotherapy plus chemotherapy versus long-term chemoradiotherapy in locally advanced rectal cancer (STELLAR) [J]. J Clin Oncol, 2022, 40 (15): 1681-1692.

[13] FOKAS E, ALLGÄUER M, POLAT B, et al. Randomized phase II trial of chemoradiotherapy plus induction or consolidation chemotherapy as total neoadjuvant therapy for locally advanced rectal cancer: CAO/ARO/AIO-12 [J]. J Clin Oncol, 2019, 37 (34): 3212-3222.

[14] FOKAS E, SCHLENSKA-LANGE A, POLAT B, et al. Chemoradiotherapy plus induction or consolidation chemotherapy as total neoadjuvant therapy for patients with locally advanced rectal cancer: long-term results of the CAO/ARO/AIO-12 randomized clinical trial [J]. JAMA Oncol, 2022, 8 (1): e215445.

[15] GARCIA-AGUILAR J, PATIL S, KIM J K, et al. Preliminary results of the organ preservation of rectal adenocarcinoma (OPRA) trial [J]. JCO, 2020, 38: 4008.

[16] HU H, KANG L, ZHANG J, et al. Neoadjuvant PD-1 blockade with toripalimab, with or without celecoxib, in mismatch repair-deficient or microsatellite instability-high, locally advanced, colorectal cancer (PICC): a single-centre, parallel-group, noncomparative study [J]. Lancet Gastroenterol Hepatol, 2022, 7 (1): 38-48.

[17] CHEN G, JIN Y, GUAN W L, et al. Neoadjuvant PD-1 blockade with sintilimab in mismatch-repair deficient, locally advanced rectal cancer: an open-label, single-centre phase 2 study [J]. Lancet Gastroenterol Hepatol, 2023, 8 (5): 422-431.

[18] RAHMA O E, YOTHERS G, HONG T S, et al. Use of total neoadjuvant therapy for locally advanced rectal cancer: initial results from the pembrolizumab arm of a phase 2 randomized clinical trial [J]. JAMA Oncol, 2021, 7 (8): 1225-1230.

[19] LIN Z, CAI M, ZHANG P, et al. Phase II, single-arm trial of preoperative short-course radiotherapy followed by chemotherapy and camrelizumab in locally advanced rectal cancer [J]. J Immunother Cancer, 2021, 9 (11): e003554.

第二章

肛管鳞状细胞癌根治性放射治疗

第一节 概　　述

一、流行病学及发病因素

肛管癌是一种少见类型的恶性肿瘤,鳞状细胞癌是主要的病理类型,肛管鳞状细胞癌仅占消化系统肿瘤的 1%~2%,占结直肠和肛门肿瘤的 2%~4%,年发病率为十万分之一,女性的发病率较高且有升高趋势。

肛管鳞状细胞癌的发生与下列因素相关:人乳头瘤病毒(human papilloma virus,HPV)的持续感染,有 70%~90% 的肛管鳞状细胞癌患者感染此病毒(以 HPV16 亚型为主);高危性行为或性传播病史;有其他 HPV 相关肿瘤病史,如宫颈癌、外阴癌、阴道癌;感染人类免疫缺陷病毒(human immunodeficiency virus,HIV);器官移植;长期使用免疫抑制剂,如皮质类固醇;自身免疫性疾病;吸烟等。

及早发现 HPV 感染并处理癌前病变有利于肿瘤的筛查和预防。预防性接种 HPV 疫苗可以预防肛管鳞状细胞癌的发生。

二、临床表现

肛管鳞状细胞癌以便血为主要临床表现,但是常常被误以为是痔疮引起的出血而延误诊治。其他临床表现包括肛周肿块、难以愈合的溃疡、疼痛、瘙痒、肛门分泌物、大便失禁和瘘管等。

三、辅助检查

肛管鳞状细胞癌的诊断包括完整的病史、全面的体格检查(包括肛门指诊和妇科检查)、病理诊断和影像学检查等。

（一）病理诊断

肛管癌包括多种病理类型，有鳞状细胞癌、腺癌、黑色素瘤、间质瘤、淋巴瘤和神经内分泌肿瘤，组织病理学检查是诊断的金标准，腹股沟淋巴结怀疑转移时需要进行穿刺活检。免疫组化 p16 蛋白检测可辅助预后判断。

（二）影像学检查

1. 推荐行盆腔增强 MRI 进行分期，评估局部肿瘤详细信息，高分辨率的 T_2 加权相可精确评估肿瘤局部侵犯的范围，然而对转移淋巴结的评估比较困难，准确性不高，在 T_2 加权相上表现为混杂信号强度和包膜不完整的淋巴结倾向于阳性淋巴结。

2. 腹股沟淋巴结的 B 超检查也是评估是否存在淋巴结转移的有效手段，淋巴结内血流丰富、淋巴结门结构破坏和淋巴结包膜受侵是提示淋巴结转移的征象，且对于可疑的淋巴结可以进行 B 超引导下穿刺活检。

3. 胸部 CT 平扫和腹部 CT 增强扫描或腹部增强 MRI 用于诊断和随访评估胸腹部可能的转移病灶。有条件可以行 PET/CT 检查，明确 MRI 检查中可疑的病灶。有研究显示，PET/CT 对于腹股沟淋巴结转移的判断有优势，特别是特征不明显达不到 MRI 诊断阳性标准的淋巴结，PET/CT 甚至能改变部分患者的治疗目标，由根治性治疗变为姑息性治疗或者由姑息性治疗变为根治性治疗。

（三）HPV 检测

由于肛管鳞状细胞癌和 HPV 感染相关，推荐进行 HPV 的定性和定型检测。HPV 以及其替代性标志物 p16 的表达与患者治疗的敏感性和预后有相关性，HPV/p16 阳性的患者对放化疗更敏感，有更长的无进展生存期（progression free survival，PFS）和总生存期（overall survival，OS）。

（四）血液学检测

肿瘤标志物的检测，特别是鳞状细胞癌抗原（squamous cell carcinoma antigen，SCCA）是肛管鳞状细胞癌很好的标志物。血常规检查和肝肾功能检查等是治疗的必备条件。对于 HIV 状态不明的患者需要检测 HIV。

第二节　技术流程

以 5- 氟尿嘧啶（5-fluorouracil，5-FU）为基础的同步放化疗联合其他细胞毒性药物［主要是丝裂霉素 C（mitomycin C，MMC）和顺铂］的治疗模式是目前局限期肛管鳞状细胞癌的标准治疗模式，有 80%~90% 接受同步放化疗

（concomitant radiochemotherapy，CRT）的患者，肿瘤可以完全退缩（complete response，CR），局部失败率约为20%。放射治疗肿瘤协作组（radiation therapy oncology group，RTOG）胃肠委员会共识小组推荐肛管癌放射治疗中的调强放射治疗（IMRT）技术优于三维适形放射治疗（3DCRT）技术，调强放射治疗技术有利于增加肿瘤局部的照射剂量，减少正常组织的体积和剂量，减轻放射治疗不良反应，但需要精确的靶区设计。具体流程如图2-1。

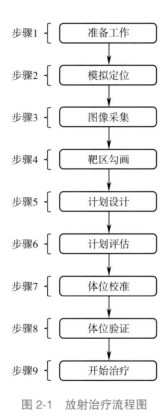

步骤1　准备工作
步骤2　模拟定位
步骤3　图像采集
步骤4　靶区勾画
步骤5　计划设计
步骤6　计划评估
步骤7　体位校准
步骤8　体位验证
步骤9　开始治疗

图 2-1　放射治疗流程图

第三节　靶区勾画

一、定位与扫描条件

可采取仰卧位或者俯卧位，仰卧位重复性较好，俯卧位可减少部分患者照射野内小肠的体积，但摆位重复性差，且无法对腹股沟采用电子线照射,因此,需要根据患者实际情况选择体位。膀胱充盈时可减少膀胱和小肠受照体积比,但尿感过强影响摆位重复性,且每次的充盈程度难以重复,应根据体位和个人耐受能力适当充盈膀胱。可用真空垫及体膜等装置固定体位。

定位 CT 扫描范围为第 3 腰椎椎体下缘至股骨大转子下 5cm,扫描层厚3~5mm,有条件可融合 CT 增强扫描和定位 MRI 扫描,辅助靶区勾画,MRI 在分辨 GTV 的范围和勾画尿道等正常组织方面有优势。

二、靶区勾画图示

原发肿瘤靶区(gross tumor volume, GTV),淋巴结肿瘤靶区(gross tumor volume of the lymph node, GTVnd),临床靶区(clinical tumor volume, CTV),计划靶区(planning tumor volume, PTV)。

（一）肿瘤靶区

1. GTV 原发灶 所有在体检和影像学检查中发现的肿瘤(注:PET/CT 显示的低摄取区域并不能取代体检和 CT 发现的异常灶)。

2. GTV 淋巴结 影像学、活检证实的淋巴结,包括任何可疑的淋巴结转移灶(即使未行活检证实)。MRI 在诊断肿大淋巴结上有明显的优势,根据MRI 盆腔淋巴结的大小和形态,结合 T_2WI,弥散加权成像(diffusion weighted imaging, DWI)以及增强序列判断。PET/CT 对于淋巴结转移的诊断也有明显优势,有条件的患者可以进行 PET/CT 辅助靶区勾画。

（二）临床靶区

CTV 应包括原发肿瘤的亚临床病灶和预防性淋巴结引流区,包括 CTV 肛管肿瘤,CTV 淋巴引流区(直肠系膜区、骶前区、闭孔淋巴引流区、髂内外淋巴引流区、腹股沟淋巴引流区)。对于髂总淋巴引流区、髂内淋巴引流区、髂外淋巴引流区的勾画,应包括髂血管外 0.7cm 边界(除外骨)和任何邻近的小淋巴结。CTV 一般不包括肌肉和骨皮质,但在肿瘤邻近和复发高危的区域,可适当放宽界限。腹股沟淋巴引流区的勾画范围是差异最大的区域,上界从髂外区域下界髋臼层面开始勾画,下界推荐股静脉和隐静脉交界(或以坐骨结节下缘的骨性标志为参考),也有推荐勾画至坐骨结节下 2cm。

（三）计划靶区

PTV 应依据摆位精确性、影像验证频率、IGRT 的使用等情况判断,在 CTV 外加 0.5~1cm。

（四）靶区勾画示例

病例 患者 55 岁,女性。主诉为"大便带血 2 个月"。患者诉大便为鲜红色血便,偶有血块,伴肛门坠胀感。10年前曾因宫颈高级别上皮内瘤变行子宫切除术。

辅助检查结果如下:肠镜发现距肛2cm处肛管肿块,活检病理提示为鳞状细胞癌,pMMR,HPV16亚型阳性。直肠MRI显示直肠肛管壁增厚伴强化伴盆腔小淋巴结显示,子宫缺如(图2-2)。PET/CT显示下段直肠肛管局限性FDG代谢增高,长度约1.6cm(SUV5.9),骶前区淋巴结大小约1.0cm×0.8cm(SUV2.7)(图2-3)。胸腹部CT未见明显异常。肿瘤标志物、血常规、肝功能、肾功能等指标在正常范围内。

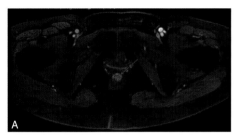
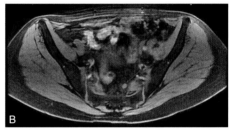

图2-2　盆腔MRI图像

A:T₁增强,肛管肿块表现;B:T₁增强,盆腔小淋巴结显示。

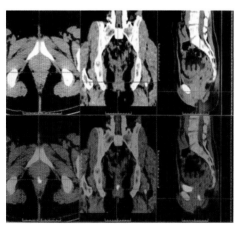
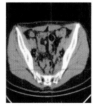
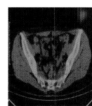
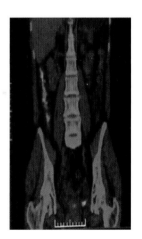

图2-3　PET/CT图像

查体结果如下:ECOG评分为1分,腹股沟未触及肿大淋巴结,肛周皮肤无破损,进指2cm可触及肿块,质硬、固定,退指指套少量染血;宫颈缺如,阴道残端光滑。

肛管癌靶区CTV勾画示例:肛管癌靶区CTV代表层面勾画,如图2-4~图2-11(红色为GTV,绿色为CTV,黄色为CTV-BOOST)。

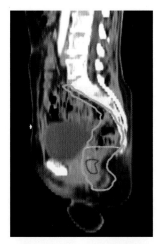

图 2-4　靶区矢状位图

GTV 为肿瘤原发灶，CTV（绿色）上界自 L5/S1 水平。
CTV-BOOST 为 GTV 上下 2~3cm 的 CTV 范围。

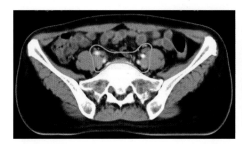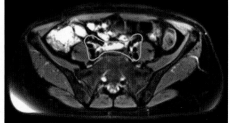

图 2-5　CTV 上界（骶 1 水平）层面

包含骶前区、髂内淋巴引流区、髂外淋巴引流区。CTV 上界在髂总动脉分为髂内、髂外动脉处或骶岬水平（骨性标志为 L5 下缘，S1 上缘）；后界沿骶骨前缘；前界在骶骨前 10~15mm，包骶前血管，以及髂外血管前 7~10mm；两侧界沿腰大肌内侧缘，包括双侧髂内、髂外血管。

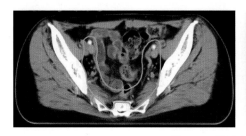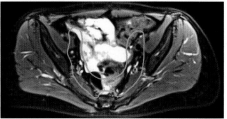

图 2-6　骶髂关节下缘层面

包括骶前区、髂内淋巴引流区、髂外淋巴引流区、直肠系膜区。CTV 后界沿骶骨皮质；两侧界沿髂骨和梨状肌侧缘，包括双侧髂内、髂外血管周围 7~10mm，前界为髂外血管前 7~10mm，直肠系膜前界（MRI 为参考，融合部位有偏差的以 CT 勾画为准）。

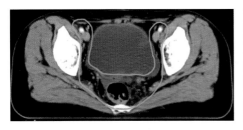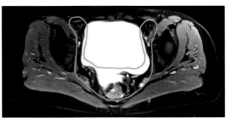

图 2-7　闭孔动脉起始部位（股骨头顶）层面

包括骶前区、髂内淋巴引流区、髂外淋巴引流区、直肠系膜区、闭孔淋巴引流区。CTV 后界沿骶骨皮质；两侧界沿髂骨和梨状肌侧缘，包括双侧髂内、髂外血管周围 7~10mm。前界为髂外血管前 7~10mm，直肠系膜前界。

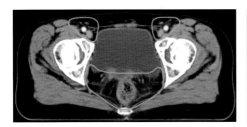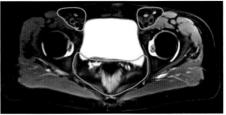

图 2-8　髂外血管出盆（髋臼）层面

包括骶前区、直肠系膜区、髂内淋巴结引流区、腹股沟淋巴引流区。原发灶 CTV 后界沿尾骨皮质，腹股沟淋巴引流区前界为皮下 5mm，内侧界腹股沟血管内 10~20mm，外侧界为缝匠肌或长收肌内侧缘，并包括可见淋巴结和淋巴囊肿。此层为加量区 CTV-BOOST 的上界。

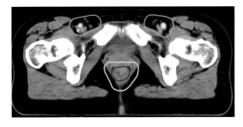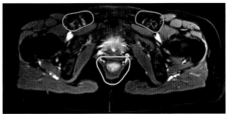

图 2-9　耻骨联合层面

包括直肠系膜区、腹股沟淋巴结引流区。尾骨消失，原发灶 CTV 后界为系膜区后缘；前界男性为前列腺后缘，女性为阴道后壁；两侧界沿肛提肌内侧缘。腹股沟淋巴引流区前界为皮下 5mm，内侧界为耻骨肌内侧缘，外侧界为缝匠肌或长收肌内侧缘，并包括可见淋巴结和淋巴囊肿。此层也为 CTV-BOOST 加量区，CTV-BOOST 不包含腹股沟淋巴结区。

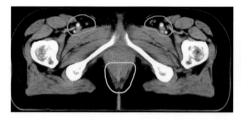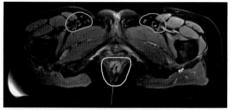

图 2-10　耻骨联合下缘水平层面

包括肛门括约肌复合体、腹股沟淋巴引流区。系膜区消失，不再勾画直肠系膜区。原发灶 CTV 前界为尿道后缘，两侧界为肛门外括约肌外侧缘。腹股沟淋巴引流区前界为皮下 5mm，内侧界为血管内侧20mm 左右，外侧界为缝匠肌或长收肌内侧缘，并包括可见淋巴结和淋巴囊肿。此层也为 CTV-BOOST加量区，CTV-BOOST 不包含腹股沟淋巴结区。

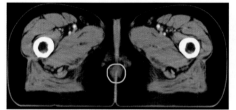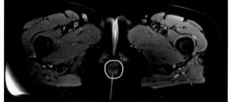

图 2-11　CTV 下界层面

包括肛缘。腹股沟淋巴引流区已消失。此层也为 CTV-BOOST 加量区，CTV-BOOST 不包含腹股沟淋巴结区。

第四节　照射技术与剂量分割

　　放射治疗肿瘤学协作组（radiation therapy oncology group，RTOG）0529 研究显示，肛管癌 IMRT 技术对正常组织保护优于 3DCRT 技术，靶区勾画可参考 RTOG 共识，澳大利亚胃肠道肿瘤临床试验组（Australasian Gastrointestinal Trials Group，AGITG ）共识，以及国际直肠癌勾画指南（international consensus guidelines on clinical target volume delineation in rectal cancer ）。CTV 的勾画范围包括原发灶、直肠系膜区、骶前区、双侧髂内外区、闭孔区和腹股沟区，与直肠癌的差别在于需要勾画腹股沟区和髂外区。CTV 的勾画上界同直肠癌，为髂内外血管分叉（骨性标记：腰 5/ 骶 1 水平），勾画差异最大的是腹股沟区和坐骨直肠窝，特别是腹股沟的下界、前侧和内侧界（表 2-1）。

　　RTOG 推荐若肿瘤未侵犯坐骨直肠窝，CTV 在肛提肌外扩几毫米就行了，若侵犯超出直肠系膜或肛提肌，GTV 外扩 10~20mm。AGITG 共识几乎包括

表 2-1 腹股沟淋巴结区的勾画差异

工作组	上界	下界	前界	后界	外侧界	内侧界
AGITG	髂外动脉离开骨性盆腔变成股动脉	坐骨结节下缘	腹股沟血管前至少2cm，包含所有可见淋巴结和淋巴囊肿	髂腰肌，耻骨肌，长收肌组成股三角	缝匠肌或髂腰肌的内侧界	股血管周围1~2cm（耻骨肌或长收肌内1/3或中间）
RTOG	闭孔内血管的下界（约在齿骨上界支的上缘）	大隐静脉与股静脉交界的下2cm	血管周围7~8mm，可以考虑更大一些(>1cm)，包含任何可见的结节	股血管周围7~8mm，不包含耻骨和髂肌肉，包含任何可见结节	股血管周围7~8mm，可以考虑更大一些(>1cm)，包含任何可见结节	股血管周围7~8mm，不包含耻骨和髂肌肉，包含任何可见结节
国际直肠癌靶区勾画区勾画指南	旋髂深静脉与髂外动脉（CT上难辨别），髂骨顶和耻骨上支之间	大隐静脉汇入股静脉	腹股沟血管旁至少2cm，包含所有可见淋巴结和淋巴囊肿	耻骨肌，长收肌和髂腰肌形成的股三角	髂腰肌或者缝匠肌的内侧界	股血管周围1~2cm，包含所有可见淋巴结和淋巴囊肿

整个坐骨直肠窝。有学者使用 PET/CT 研究基线肛管鳞状细胞癌的淋巴结转移范围,无 1 例坐骨直肠窝的转移,腹股沟淋巴结均为浅组淋巴结转移,主要位于血管的内侧和前侧,腹股沟深血管后外侧无转移,PET/CT 显示肛管鳞状细胞癌腹股沟淋巴结转移主要位于腹股沟血管的内侧和前侧。

关于 CTV 的上界是否可下移的问题,得克萨斯大学安德森癌症中心一项回顾性分析肛管鳞状细胞癌局部复发模式的文章显示,当 CTV 上界缩小到骶髂关节下缘时,较高位置的骶前和髂血管旁淋巴结出现复发,因此省略部分上界需要谨慎。

韦恩州立大学 Nigro 团队的研究采用了全盆腔 30Gy 的放射治疗剂量,早期的 EORTC 和 ACT I(anal cancer trial I)研究中,给予盆腔外照射 45Gy 的同时,根据肿瘤退缩程度局部内照射加量 15~20Gy。在 RTOG 98-11 研究中,盆腔照射剂量为 45Gy/25F,其中照射 30.6Gy/17F 后将靶区上界缩至骶髂关节下缘;对于分期为 T3~4,N+ 或 T2 放疗后残留的患者,盆腔照射 45Gy 后针对原发肿瘤上下 2~2.5cm 范围加量 10~14Gy,总剂量达到 45~59Gy。样本量最大的 ACT II 研究,放射治疗剂量分为两个阶段实施,第一阶段为全盆腔二维照射 30.6Gy,第二阶段为原发肿瘤和肛管肛周 3cm 区域适型加量照射 19.8Gy,总放疗剂量 50.4Gy/28F。ACCORD03 研究对比了 45Gy/25F 放射治疗后局部 15Gy 低剂量加量和 20~25Gy 高剂量加量,发现高剂量并无获益。一项系统研究显示,剂量 >50Gy 可改善肿瘤局部控制,但增加剂量 >59Gy 无进一步获益,放射治疗期间间断时间长会降低局部控制。因此,不建议给予大于 2 周以上间隔再程放疗。RTOG 推荐根据肿瘤的分期给予不同的放疗剂量(表 2-2),T2N0 即肿瘤直径 <5cm,原发灶 50.4Gy/28F,淋巴结预防剂量 42Gy/28F,T3~4N0 即肿瘤直径 >5cm 或侵犯周围组织,原发灶 54Gy/30F,淋巴结 45Gy/30F。对于淋巴结阳性但淋巴结直径 ≤3cm,原发灶 54Gy/30F,淋巴结 50.4Gy/30F,对于淋巴结阳性但淋巴结直径 >3cm,原发灶 54Gy/30F,淋巴结 54Gy/30F。RTOG 剂量分割模式,淋巴结区的单次分割剂量较低,复旦大学附属肿瘤医院给予原发灶和淋巴结引流区 PTV40Gy/20F 的剂量,然后在原发肿瘤上下 2cm 范围加量至 50~56Gy/25~28F,腹股沟阳性淋巴结也加量至 50~56Gy/25~28F,但需要控制加量范围,腹股沟区只针对肿大的淋巴结进行加量。正在进行的肛管癌个体化放疗剂量的 PLATO 研究分为 ACT III 研究(针对淋巴结阴性小肿瘤,放疗剂量降低的研究),ACT IV 研究(针对 I~IIA 期不同放疗剂量的研究)和 ACT V 研究(针对 T2N1~3 或 T3~4 接受 53.2Gy、58.8Gy 和 61.6Gy/28F 不同剂量的研究),期待后续研究结果给临床工作带来更好的个体化指导。基于分子标志物的个体化放疗剂量也值得研究,有研究显示 HPV 阳性患者放化疗敏感性更好。PI3K 是在 HPV 相关肿瘤中突变率较高的一个基因,在 HPV 阳性的口咽癌降低剂量的研究中,PI3K 突变的患者降低放疗剂量明显降低 3 年无病生存率(93.4% *vs.* 68.8%,P=0.004)。

表 2-2 靶区剂量(RTOG 指南推荐)

分期	原发肿瘤 PTV 剂量	淋巴结 PTV 剂量
T2, N0	50.4Gy(1.8Gy×28F)	42Gy(1.5Gy×28F)
T3~4, N0	54Gy(1.8Gy×30F)	45Gy(1.5Gy×30F)
LN+(≤3cm)	54Gy(1.8Gy×30F)	50.4Gy(1.8Gy×28F)
LN+(>3cm)	54Gy(1.8Gy×30F)	54Gy(1.8Gy×30F)

第五节 临床疗效和不良反应

放疗联合双药同步化疗作为肛管鳞状细胞癌的根治性治疗方案,CR 率达到 70%~90%,5 年总生存率和无病生存率为 75% 左右,70%~80% 患者获得无造瘘生存,5 年局部复发率为 20% 左右,远处转移率为 20% 左右。

同步放化疗在对肿瘤杀伤的同时,也带来一定的不良反应,主要包括血液学毒性、胃肠道毒性、皮肤毒性和泌尿道毒性等,分为急性损伤反应和慢性损伤反应,以放疗开始 3 个月为界。1/3 患者在放疗开始 3 周时发生急性皮肤和直肠肛管损伤反应,在完成全部放疗时急性反应发生率达到 1/2~2/3。应用 IMRT 技术后急性不良反应的发生率明显下降。丝裂霉素同步化疗出现严重骨髓抑制较多见,顺铂替代丝裂霉素后骨髓抑制减轻。

第六节 临床研究进展

20 世纪 70 年代以前,肛管鳞状细胞癌的治疗以腹会阴联合切除术(abdominoperineal resection, APR)为主,患者需要接受永久性肠造瘘,生活质量受到很大影响。1974 年 Nigro 等给 3 例肛管癌患者行术前同步放化疗,全盆腔放疗 30Gy/15F,同步化疗方案为 5-FU+MMC。经过同步放化疗后,2 例患者接受 APR 手术,获得病理完全缓解(pathologic complete response, pCR),1 例患者拒绝手术但是达到临床完全缓解(clinical complete response, cCR)。

观察到此方案的效果后，Nigro 团队继续在 28 例样本中进行验证，同样发现了同步放化疗能获得较好的无病生存期，提示放疗可能代替手术成为肛管癌的根治性治疗手段。Nigro 团队的发现成为肛管鳞状细胞癌治疗的里程碑式研究。学者们进一步探索了同步放化疗的疗效和安全性，英国癌症研究协作组（United Kingdom Coordinating Committee for Cancer Research, UKCCCR ）和欧洲癌症研究与治疗组织（European Organization for Research and Treatment of Cancer, EORTC）的前瞻性随机对照研究对同步放化疗和单纯放疗进行了比较，结果均证实了同步放化疗改善了患者的局部区域控制，提高无造瘘生存率，这两个研究结果最终确定了同步放化疗在肛管癌中的治疗地位。在 UKCCCR 研究中，共入组了 577 例患者，随机分为单纯放疗组（n=292）和同步放化疗组（n=285），两组均给予放疗 45Gy/20~25F。同步化疗方案为5-FU+MMC，放疗结束后 6 周评估，如果原发肿瘤残留 >50% 则进行挽救性手术，如果原发肿瘤残留 ≤50% 则给予会阴区铱 -192 粒子植入加量，16Gy/6F 或25Gy/2~3F，结果显示单纯放疗组和同步放化疗组 3 年局部区域复发率分别为 61% 和 39%（P<0.001）。在 13 年的长期随访结果中，无论在局部区域控制率、无造瘘生存率、无病生存率或者总生存率，同步放化疗组均显著优于单纯放疗组。EORTC 22921 的研究设计与 UKCCCR 相似，入组 110 例患者，全部为局部晚期肛管癌，放疗给予 5 周 45Gy/25F，同步化疗方案为 5-FU+MMC，治疗完成 6 周后评价，完全缓解者加量 15Gy，部分缓解者给予 20Gy 加量，同步放化疗组的 CR 率显著高于放疗组（80% vs. 54%），5 年的局部区域控制率提高 18%。

　　UKCCCR 和 EORTC 研究奠定了同步放化疗治疗肛管癌的基础，同步化疗方案均选择了 5-FU 和 MMC，均为静脉给药，由于 MMC 有明显的血液学毒性，国内外学者们研究了进一步提高同步放化疗疗效和降低毒性的治疗方案，包括增加放疗剂量、改变同步化疗药物、诱导化疗和巩固化疗、靶向药物联合同步放疗等。为了评估顺铂代替 MMC 的效果，UKCCCR 肛管癌研究 Ⅱ（UKCCCR Anal Cancer Trial Ⅱ）设计了 2×2 的析因设计，比较 5-FU/MMC 和5-FU/ 顺铂的同步化疗，加或不加 2 周期 5-FU/ 顺铂的巩固化疗，结果显示同步化疗方案 5-FU/MMC 和 5-FU/ 顺铂的 3 年无进展生存率无明显差异，顺铂可以代替 MMC 成为肛管癌同步化疗可选的药物，降低了 MMC 所致的血液学毒性。ACT Ⅱ研究显示，肛管癌患者接受巩固化疗并未取得临床获益。卡培他滨是氟尿嘧啶类口服制剂，因与 5-FU 疗效相当，且给药方便被广泛用于临床替代 5-FU，卡培他滨在肛管癌的临床研究中也显示疗效等效于 5-FU，耐受性好，可以替代 5-FU 用于同步放化疗。在 RTOG 98-11 研究中，比较 2 周期顺铂 /5-FU 的诱导化疗后同步放化疗，未显示诱导化疗获益，但提示了顺铂也可替代 MMC。目前,肛管鳞状细胞癌的标准治疗为放疗联合双药化疗,顺铂/MMC 联合 5-FU/卡培他滨。

肛管癌同步放化疗后的主要复发部位在直肠肛管和盆腔局部,复发后往往需要接受 APR 手术,影响生活质量,因此提高放化疗有效率,降低局部复发对于肛管癌的治疗至关重要。目前,在提高放化疗有效率的几种方案中,提高照射剂量、诱导化疗和巩固化疗均没有显示提高疗效,放化疗联合靶向治疗毒性明显增加,患者不能耐受。70%~90% 的肛管鳞状细胞癌患者 HPV 感染阳性,HPV 阳性的肛管鳞状细胞癌局部有明显的免疫细胞浸润,肛管癌的 PD-L1 表达量较高。这些分子标志物的表达特征也提示肛管癌可能对免疫治疗有较好的疗效。目前,有两项临床研究显示 PD-1/PD-L1 抑制剂 Nivolumab 和 Pembrolizumab 单药在晚期肛管鳞状细胞癌中有较好的疗效,NCCN 指南推荐免疫检查点抑制剂可以作为晚期肛管鳞状细胞癌的二线治疗方案。一项 2 期研究显示,PD-1 单抗 Retifanlimab 在含铂类化疗不耐受或进展的局部晚期或转移性肛门鳞癌中显示了积极的治疗效果,3 期试验(POD1UM-303)评估 Retifanlimab 联合卡铂和紫杉醇治疗复发或转移性肛门鳞癌的疗效正在进行中,此外还有越来越多的免疫治疗在非复发转移性肛管鳞状细胞癌中的研究正在进行。由于观察到肛管癌放化疗的患者放化疗后半年肿瘤仍在退缩,NCCN 指南推荐对放化疗后肿瘤未完全退缩的患者延长等待时间至半年,不推荐早期手术介入。

(夏凡　万香波　张慧)

参 考 文 献

[1] MYERSON R J, GAROFALO M C, EI NAQA I, et al. Elective clinical target volumes for conformal therapy in anorectal cancer: a radiation therapy oncology group consensus panel contouring atlas [J]. Int J Radiat Oncol Biol Phys, 2009, 74(3): 824-830.

[2] NG M, LEONG T, CHANDER S, et al. Australasian Gastrointestinal Trials Group (AGITG) contouring atlas and planning guidelines for intensity-modulated radiotherapy in anal cancer [J]. Int J Radiat Oncol Biol Phys, 2012, 83(5): 1455-1462.

[3] DAS P, BHATIA S, ENG C, et al. Predictors and patterns of recurrence after definitive chemoradiation for anal cancer [J]. Int J Radiat Oncol Biol Phys, 2007, 68(3): 794-800.

[4] JAMES R D, GLYNNE-JONES R, MEADOWS H M, et al. Mitomycin or cisplatin chemoradiation with or without maintenance chemotherapy for treatment of squamous-cell carcinoma of the anus (ACT Ⅱ): a randomised, phase 3, open-label, 2×2 factorial trial [J]. Lancet Oncol, 2013, 14(6): 516-524.

[5] PEIFFERT D, TOURNIER-RANGEARD L, GÉRARD J P, et al. Induction chemotherapy and dose intensification of the radiation boost in locally advanced anal canal carcinoma: final

analysis of the randomized UNICANCER ACCORD 03 trial [J]. J Clin Oncol, 2012, 30 (16): 1941-1948.

[6] BEATY B T, DMOON D H, SHEN C J, et al. PIK3CA mutation in HPV-associated OPSCC patients receiving deintensified chemoradiation [J]. J Natl Cancer Inst, 2020, 112 (8): 855-858.

[7] NIGRO N D, VAITKEVICIUS V K, CONSIDINE B. Combined therapy for cancer of the anal canal: a preliminary report [J]. Dis Colon Rectum, 1974, 17 (3): 354-356.

[8] UKCCCR ANAL CANCER TRIAL WORKING PARTY. Epidermoid anal cancer: results from the UKCCCR randomised trial of radiotherapy alone versus radiotherapy, 5-fluorouracil, and mitomycin [J]. Lancet, 1996, 348 (9034): 1049-1054.

[9] NORTHOVER J, GLYNNE-JONES R, SEBAG-MONTEFIORE D, et al. Chemoradiation for the treatment of epidermoid anal cancer: 13-year follow-up of the first randomised UKCCCR Anal Cancer Trial (ACT I) [J]. Br J Cancer, 2010, 102 (7): 1123-1128.

[10] BARTELINK H, ROELOFSEN F, ESCHWEGE F, et al. Concomitant radiotherapy and chemotherapy is superior to radiotherapy alone in the treatment of locally advanced anal cancer: results of a phase III randomized trial of the European Organization for Research and Treatment of Cancer Radiotherapy and Gastrointestinal Cooperative Groups [J]. J Clin Oncol, 1997, 15 (5): 2040-2049.

[11] THIND G, JOHAL B, FOLLWELL M, et al. Chemoradiation with capecitabine and mitomycin-C for stage I-III anal squamous cell carcinoma [J]. Radiat Oncol, 2014, 9: 124.

[12] MEULENDIJKS D, DEWIT L, TOMASOA N B, et al. Chemoradiotherapy with capecitabine for locally advanced anal carcinoma: an alternative treatment option [J]. Br J Cancer, 2014, 111 (9): 1726-1733.

[13] AJANI J A, WINTER K A, GUNDERSON L L, et al. Fluorouracil, mitomycin, and radiotherapy vs. fluorouracil, cisplatin, and radiotherapy for carcinoma of the anal canal: a randomized controlled trial [J]. JAMA, 2008, 299 (16): 1914-1921.

[14] DAS P, BHATIA S, ENG C, et al. Predictors and patterns of recurrence after definitive chemoradiation for anal cancer [J]. Int J Radiat Oncol Biol Phys, 2007, 68 (3): 794-800.

[15] HABR-GAMA A, SAO JULIAO G P, VAILATI B B, et al. Management of the complete clinical response [J]. Clin Colon Rectal Surg, 2017, 30 (5): 387-394.

[16] SALEM M E, PUCCINI A, GROTHEY A, et al. Landscape of tumor mutation load, mismatch repair deficiency, and PD-L1 expression in a large patient cohort of gastrointestinal cancers [J]. Mol Cancer Res, 2018, 16 (5): 805-812.

[17] MORRIS V K, SALEM M E, NIMEIRI H, et al. Nivolumab for previously treated unresectable metastatic anal cancer (NCI9673): a multicentre, single-arm, phase 2 study [J]. Lancet Oncol, 2017, 18 (4): 446-453.

[18] OTT P A, PIHA-PAUL S A, MUNSTER P, et al. Safety and antitumor activity of the anti-PD-1 antibody pembrolizumab in patients with recurrent carcinoma of the anal canal [J]. Ann Oncol, 2017, 28 (5): 1036-1041.

[19] RAO S, ANANDAPPA G, CAPDEVILA J, et al. A phase II study of retifanlimab (INCMGA00012) in patients with squamous carcinoma of the anal canal who have progressed following platinum-based

chemotherapy（POD1UM-202）[J]. ESMO Open, 2022, 7（4）: 1-10.

[20] XIAO W, YUAN Y, WANG S, et al. Neoadjuvant PD-1 blockade combined with chemotherapy followed by concurrent immunoradiotherapy in locally advanced anal canal squamous cell carcinoma patients: antitumor efficacy, safety and biomarker analysis[J]. Front Immunol, 2021, 12: 798451.

第三章

胃癌放射治疗

第一节 概　述

一、流行病学及发病因素

胃癌是全球第五大常见恶性肿瘤,也是第三大恶性肿瘤死亡原因。胃癌同样是国内高发恶性肿瘤之一,发病率和病死率均居所有恶性肿瘤的第二位。进展期胃癌患者占比高,占患者总数的 70% 左右,而此类患者的抗肿瘤治疗效果较差。易罹患胃癌的危险因素包括幽门螺杆菌(Helicobacter pylori, HP)感染,高龄,高盐饮食以及水果和蔬菜摄入量低等。

二、临床表现

胃癌的症状和体征与消化系统功能紊乱有关,其常见症状包括腹痛、厌食、疲乏、上腹不适、饱腹感、胃灼烧感、消化不良、恶心、呕吐、贫血相关虚弱等。此外,有些常见症状和肿瘤部位相关,如发生在胃食管结合处或近端胃的肿瘤会出现吞咽困难的症状,幽门螺杆菌受侵所会有早饱及饱胀感的症状等。

三、辅助检查

（一）内镜检查与病理学诊断

内镜检查已成为胃癌患者诊断、分期、治疗的重要手段。内窥镜下活检病理是诊断胃癌的金标准。超声内镜可准确判断胃癌浸润深度(T 分期),并可协助诊断区域淋巴结转移(N 分期)。胃镜或手术行活检后,由经验丰富的病理学家参考 WHO 发布的《国际疾病分类(2000 年版)》,根据活检病理结果进行胃癌的诊断。90% 的胃癌病理类型为腺癌,根据组织学表现将其细分为弥漫型（未分化）和肠型（高分化），即临床上常用的 Lauren 分型。

（二）影像学检查

推荐利用腹部增强 CT 进行肿瘤分期，评估局部肿瘤详细情况并确定局部临床分期。胸部 CT 平扫和盆腔 CT 增强扫描或 MRI 增强扫描可在诊断和随访时用以评估胸、盆腔可能的转移病灶。如条件允许，18 氟 - 脱氧葡萄糖正电子发射断层扫描 / 计算机断层扫描（18Fluorine-Fluorodeoxyglucose PET/CT，18F-FDG PET/CT）成像可通过提高对淋巴结或转移灶的检测准确度来获得更为准确的分期。但是，对于某些患者，尤其是黏液性肿瘤患者，18F-FDG PET/CT 可能并不能提高诊断精度，建议选择其他显像剂辅助检测，如成纤维细胞激活蛋白抑制剂正电子发射断层扫描 / 计算机断层扫描（fibroblast activation protein inhibitor PET/CT，FAPI PET/CT）。

（三）肿瘤指标检测

胃癌肿瘤标志物已广泛用于胃癌的诊断、临床分期、治疗反应评估以及疾病复发的筛查。尽管已经报道了许多胃癌的生物标志物在临床中的应用，包括糖类抗原 72-4（carbohydrate antigen 72-4，CA72-4）、甲胎蛋白（alpha-fetoprotein，AFP）、糖类抗原 12-5（carbohydrate antigen 12-5，CA12-5）、糖类抗原 50（carbohydrate antigen 50，CA 50）、乳腺相关抗原 -225（breast carcinoma-associated antigen 225，BCA-225）、人绒毛膜促性腺激素（human chorionic gonadotropin，hCG）和胃蛋白酶原 I/II 等，但目前癌胚抗原和糖类抗原 19-9 仍然是临床实践中胃癌诊治中最常用的生物标志物。

第二节　技术流程

中国临床肿瘤学会（Chinese Society of Clinical Oncology，CSCO）《胃癌诊疗指南 2024》推荐局部晚期胃食管结合部腺癌进行术前放化疗（Ⅰ级推荐，1B 类证据），同步化疗药物可选择紫杉醇联合氟尿嘧啶类或铂类、氟尿嘧啶类联合铂类。近年来术前放化疗联合免疫治疗的尝试有望使潜在可手术患者获得更好的肿瘤退缩和局部控制获益。

非 R0 切除或非标准 D2 根治性切除术后的患者应辅以化疗联合术后放化疗。但对于 D2 根治性切除术后及 R0 切除术后患者的放疗指征仍存在一定争议，目前主要考虑对淋巴结转移个数较多的患者进行术后放化疗。

第三节　靶　区　勾　画

一、定位与扫描条件

1. 术前放疗定位　具体方式可根据各医院的经验与习惯酌情调整,建议尽可能采用腹部加压减少呼吸动度,以及胃镜下钛夹标记明确原发灶的位置。正式定位前一天行胃镜检查,在原发灶的上方及下方0.5cm处予以钛夹标记。CT定位当天患者空腹,采取仰卧位,予以真空垫及腹部加压器固定体位,扫描范围为隆突至第4腰椎椎体下缘,扫描层厚0.5cm,常规静脉增强对比剂扫描。如上述无法实现,也可考虑采用定位前即刻饮水500mL、仰卧位、腹膜固定的方式。有条件的单位可行MRI定位。

2. 术后放疗定位　CT定位采用空腹、仰卧位、腹膜固定,常规静脉增强对比剂扫描。

二、靶区勾画图示

原发肿瘤靶区(gross tumor volume,GTV)、淋巴结肿瘤靶区(gross tumor volume of the lymph node,GTVnd)、临床靶区(clinical tumor volume,CTV)、计划靶区(planning tumor volume,PTV)。

（一）术前靶区勾画

1. 肿瘤靶区　应包括原发灶GTVp及转移淋巴结GTVnd。GTVp为所有在影像学检查(CT和MRI)及内镜下发现的肿瘤。GTVnd是影像学检查、超声内镜提示的转移淋巴结,包括任何可疑的淋巴结转移灶。

2. 临床靶区　应包括可见肿瘤的亚临床病灶和预防性淋巴引流区,包括原发灶CTVp、转移淋巴结CTVnd、淋巴引流区CTVnde。此外,还可以根据Trigger图像上提示的胃最上界及最下界勾画出CTV在不同呼吸时相下的最大范围。

CTVp为在GTVp基础上沿食管长轴方向外放3cm,其他方向外放≥1cm(根据肿瘤侵犯情况及周围危及器官决定具体外放范围)。CTVnd为GTVnd外扩0.5cm。CTVnde为选择性照射的高危淋巴引流区,其具体范围根据原发肿瘤的部位、分期、转移淋巴结情况等有所不同。

（1）胃食管结合部/近端胃癌的高危淋巴引流区:常规为1、2、3、4sa、7、9、11p、16a;可选为10、11d、4sb、8、12、19、20、110、111。

（2）胃体部癌的高危淋巴引流区：常规为 1、2、3、4sa、5、6、7、8、9、11p、12、16a；可选为 16b1、4sb、4d、10、11d、13、14、17。

（3）远端胃体 / 胃窦癌的高危淋巴引流区：常规为 3、4d、5、6、7、8、9、11p、12、13、16a；可选为 16b1、4sb、14、17、1。

3. 计划靶区　应依据摆位精确性、影像验证的频率、IGRT 的使用等情况，将 CTV 外扩 0.5~1.0cm。经过腹部加压后，CTV 外扩范围一般可控制在 0.5cm。

4. 靶区勾画示例

（1）胃食管结合部癌术前放疗：患者 59 岁，女性。因"上腹部不适伴消瘦 6 个月余"就诊。无腹痛、腹胀，无黑便、呕血等不适。胃镜检查：食管下段距门齿 35cm 及贲门胃底巨大不规则溃疡型肿物，齿状线距门齿 36cm。病理活检：中分化腺癌，Lauren 分型肠型。免疫组化：Her2（1+），MLH1（+），MSH6（+），PMS2（+），MSH2（+），PD-L1（22C3）（CPS=0）。腹部盆腔 CT：胃上部壁增厚，较厚处约 2.3cm，肿瘤累及长度范围≥4cm，肿瘤中心位于胃上部，肿瘤形态为浸润溃疡型，浆膜面见不规则结节样外突，周围脂肪间隙浸润。可见如下淋巴结转移：No.1（贲门右淋巴结）、No.3（胃小弯淋巴结）、No.7（胃左动脉淋巴结）、No.10（脾门淋巴结）、No.11（脾动脉淋巴结）。可见共 12~15 枚淋巴结，较大者大小为 3.1cm×2.2cm。胸部 CT 检查见右下肺微结节，追查。CEA 正常。血红蛋白 90g/L。肝肾功能无异常。该患者临床诊断为胃食管结合部中分化腺癌 cT4aN3aM0 Ⅲ期，SIEWERT Ⅱ型。

既往体健。无肿瘤家族史。

查体：ECOG 评分 1 分，浅表未触及肿大淋巴结，腹软，未触及包块，无压痛、反跳痛，移动性浊音阴性。

给予该患者术前放疗：GTV 包括胃原发灶及 1、3、7、10 及 11p 组转移淋巴结；CTV 包括原发灶沿胃壁黏膜方向外放 0.5~1.0cm，沿食管长轴方向外放 3cm，及 20、110、1、2、3、4sa、7、9、10、11、16a 组淋巴引流区。处方剂量：95%PGTV，50Gy/25F，95%PTV，45Gy/25F。

胃癌靶区 CTV 代表层面勾画如图 3-1~ 图 3-9（红色为 GTVp，黄色为 GTVnd，绿色为 CTV）。

（2）胃窦癌术前放疗：患者 63 岁，女性。因"上腹疼痛伴腹胀"就诊。腹部 CT 增强扫描提示：胃窦及十二指肠球部壁明显增厚，增强后明显不均匀强化，周边界限尚清，肝胃间隙及腹膜后淋巴结轻度增大。胃镜活检病理提示：（胃窦前壁）恶性肿瘤，结合免疫组化结果，符合低分化腺癌，Her-2（−），pMMR。2023 年 2 月 1 日行胃空肠吻合术 + 空肠侧侧吻合术。术中见肿瘤位于胃窦，大小约 6cm×5cm，质硬，浆膜面见肿瘤侵犯。肿瘤向下侵及十二指肠球部、部分降部。腹盆腔未见肿瘤种植转移，腹腔脱落细胞学检查（−）。临床分期 cT4aN3bM0。

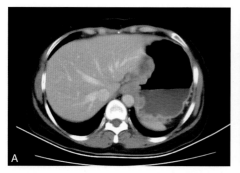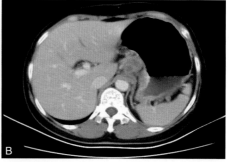

图 3-1　腹部 CT 图像

A：胃食管结合部原发灶及 1 组转移淋巴结；B：胃周转移淋巴结。

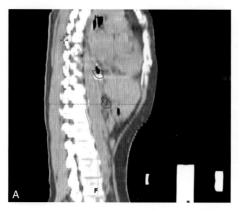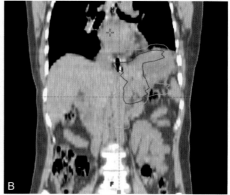

图 3-2　靶区矢状位及冠状位图

A：GTV 及 CTV 矢状位图，可见腹部加压器装置；B：GTV 及 CTV 冠状位图。

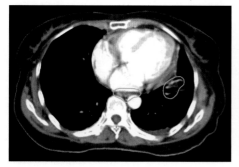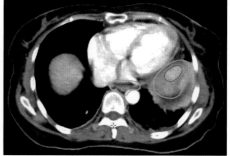

图 3-3　CTV 上界层面

CTV 包括胸下部食管旁淋巴引流区（110 组），是原发灶食管端最上界（钛夹标记处）向上扩 3cm 的层面，前界为心包后缘，后界为椎体前缘，两侧界为纵隔胸膜。

图 3-4　原发灶胃底上界层面

GTV 包括胃底可见原发灶的最上界。CTV 包括原发灶沿胃壁方向外放 0.5~1.0cm，及食管旁（110 组）淋巴引流区。

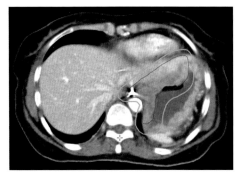

图 3-5 原发灶食管端上界层面

GTV 包括原发灶（钛夹标记的食管端最上界）。CTV 包括贲门右（1组）、贲门左（2组）、部分胃大弯中的胃短动脉（4sa组）淋巴引流区。1组的左界为贲门前壁，右界为肝右缘，后界为主动脉前缘。2组的左界为胃短动脉，右界为左侧膈肌脚。4sa组为沿胃短动脉三维外扩 0.5~1.0cm。

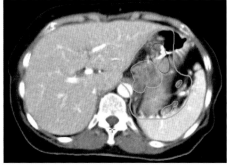

图 3-6 原发灶下界层面

GTV 包括胃食管结合部原发灶（钛夹标记最下界）及 3组、7组、10组转移淋巴结。CTV 包括胃小弯（3组）、胃左动脉干（7组）、脾门（10组）淋巴引流区。3组的左界为胃小弯，右界为肝左缘。7组为沿胃左动脉根部及上行支三维外扩 0.5~1.0cm。10组为沿脾动脉分支血管三维外扩 0.5~1.0cm。

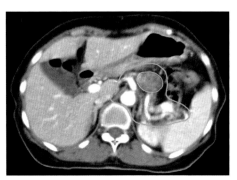

图 3-7 腹腔干层面

GTV 包括 11组转移淋巴结。CTV 包括腹腔干（9组）、脾门（10组）、脾动脉（11组）淋巴引流区。9组为腹腔干根部外扩 0.5~1.0cm。11组为沿脾动脉外扩 0.5~1.0cm。

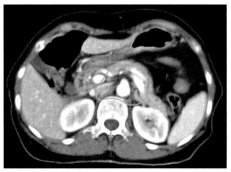

图 3-8 肠系膜上动脉层面

CTV 包括部分脾动脉（11p组）及腹主动脉旁（16a组）淋巴引流区。16a组的左界及前界为腹主动脉外扩 1.0cm，右界包括下腔静脉右侧缘，后界为椎体前界。

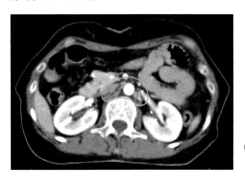

图 3-9 左肾静脉下缘层面（CTV 下界）

CTV 的下界为左肾静脉下缘，包括腹主动脉旁（16a组）淋巴引流区。左肾静脉下缘是 16a 与 16b 组的分界。

给予该患者术前放疗：GTV 包括原发灶和可见转移淋巴结，CTV 包括 1、3、4sb、4d、5、6、7、8、9、11p、12、13、14、16a、16b1 淋巴引流区（图 3-10~ 图 3-18）。

（二）术后靶区勾画

术后放疗指征推荐：①R1、R2 切除后；②未行 D2 清扫或未达到 R0 切除的 pT3-4N0、N+M0 期患者；③D2 术后病理 pN3 或 N+ 比例 >25% 者，视具体情况行术后放疗；④D2 根治术后 pN+ 患者可考虑化疗结束后参与辅助放疗临床研究。

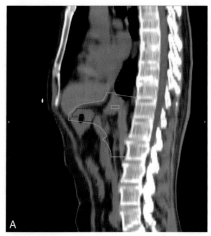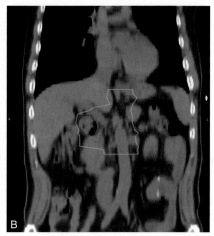

图 3-10 靶区矢状位及冠状位图

A：冠状位；B：矢状位。

CTV（绿色）上界起自贲门处，下至左肾静脉下缘下 2cm。

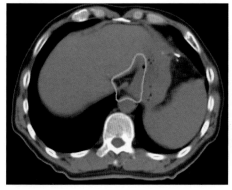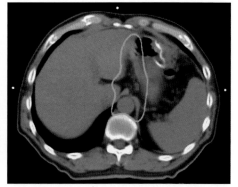

图 3-11 CTV 上界层面

CTV 包括部分胃壁、部分贲门右（1 组）和部分小弯侧（3 组）淋巴引流区。

图 3-12 膈肌脚出现层面

GTV 包括可见转移淋巴结，CTV 包括部分胃壁、小弯侧（3 组）和腹主动脉旁（16a1 组）淋巴引流区，并包括两侧膈肌脚。

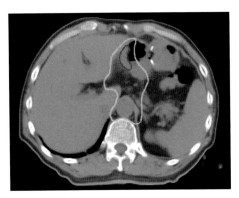

图 3-13　GTV 上界层面

GTV 包括胃可见肿瘤和可见转移淋巴结，CTV 包括部分幽门上（5 组）、肝十二指肠韧带（12 组）和腹主动脉旁（16a1 组）淋巴引流区，并包括两侧膈肌脚。

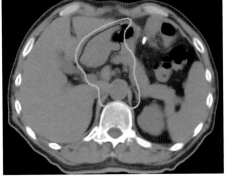

图 3-14　门静脉汇合层面

GTV 包括胃可见肿瘤，CTV 包括胃大弯（4 组）、胃左动脉（7 组）、近端脾动脉（11p 组）、肝十二指肠韧带（12 组）、胰腺后（13 组）和腹主动脉旁（16a1 组）淋巴引流区，注意避开胆管。

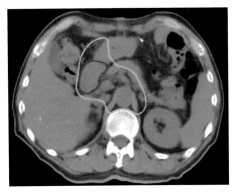

图 3-15　腹腔干层面

GTV 包括胃可见肿瘤（侵及十二指肠球部），CTV 包括胃大弯（4 组）、幽门下（6 组）、肝总动脉（8 组）、腹腔干（9 组）、近端脾动脉（11p 组）、胰腺后（13 组）和腹主动脉旁（16a1 组）淋巴引流区。

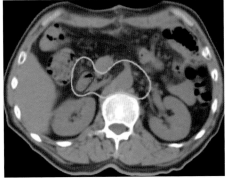

图 3-16　肠系膜上动脉层面（GTV 下界）

GTV 包括胃可见肿瘤（侵及十二指肠降部），CTV 包括胰头后（13 组）、肠系膜上动脉（14a 组）和腹主动脉旁（16a2 组）淋巴引流区。

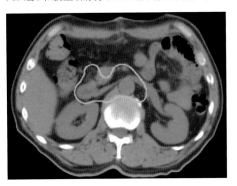

图 3-17　左肾静脉下缘层面

CTV 包括胃可见肿瘤适当外放，以及肠系膜上血管旁（14 组）、腹主动脉旁（16b1 组）淋巴引流区。

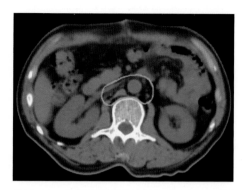

图 3-18   左肾静脉下缘下层面（CTV 下界）

CTV 主要包括部分腹主动脉旁（16b1 组）淋巴引流区。前界为十二指肠，后界
为椎体前缘，右侧界为下腔静脉右侧缘，左侧界为腹主动脉适当外放（1cm）。

1. 临床靶区   指在原发病灶部位的基础上再包括亚临床病灶的范围，CTV 考虑到了目前影像上无法识别的显微病灶。对于术后放疗而言，CTV 包括切缘不足的吻合口、切缘不足的十二指肠残端或残胃。原则上不包括瘤床，但具有以下高危因素时需要酌情考虑：术中存在高危因素、术中行银夹标记、T4b 期肿瘤手术切缘不充分等。需要预防照射的淋巴引流区为高复发风险区域，包括了未清扫的 D2 范围的淋巴引流区、胰腺周围淋巴结区和腹主动脉旁淋巴结区（主要为 16a2 和 16b1 区，后者为可选择包括的区域）。不同部位肿瘤需要包括的淋巴引流区：胃食管结合部/近端胃癌常规为 7、9、11p、16a；可选为 8、12、10、11d、19、20、110、111、16b1、胃周淋巴结（次全胃切除术后，或淋巴结转移比例 >25% 时酌情包括）；胃体/胃窦癌常规为 7、8、9、11p、12、13、16a、16b1，可选为 16b2、14、17。CTV 的勾画需要避开椎体骨质，如 CTV 需要包括肝脏边缘，其范围不应超过肝缘向内 0.5cm。

2. 计划靶区   应依据摆位精确性、影像验证的频率和 IGRT 的使用等情况，将 CTV 外扩 0.5~1cm。

3. 靶区勾画示例

（1）**胃食管结合部癌术后放疗：** 患者 59 岁，男性，诊断为"贲门胃体中-低分化腺癌"，Lauren 分型为弥漫型。术后病理：低分化腺癌，弥漫浸润型，上切缘紧邻肿瘤，下切缘阴性，脉管内癌栓（+），神经侵犯（+），淋巴结可见癌转移 12/35（第 1 组 2/3、第 2 组 1/2、第 3 组 7/10、第 4sa 组 0/2、第 4sb 组 0/1、第 4d 组 0/3、第 5 组 2/2、第 6 组 0/3、第 7 组 1/2、第 8a 组 0/1、第 9 组 1/3、第 11p 组 0/1、第 12a 组 0/2），病理分期为 ypT4aN3。

给予该患者术后放疗：CTV 包括吻合口、110、7、8a、9、11p、12a、13、16a 淋巴引流区（图 3-19~ 图 3-26）。

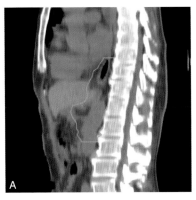
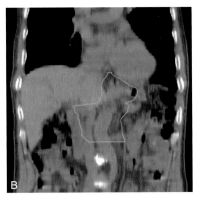

图 3-19 靶区矢状位及冠状位图

A：冠状位；B：矢状位。

CTV（绿色）上界起自贲门吻合口上 3cm 处，下至左肾静脉下缘下 2cm。

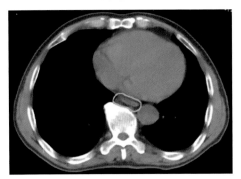
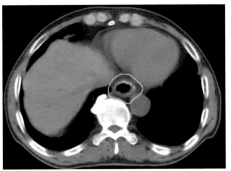

图 3-20 CTV 上界层面

CTV 包括吻合口上 3cm 范围内食管（如果切缘不足，需包括食管吻合口上 3~5cm）及食管旁（110组）淋巴引流区。

图 3-21 吻合口水平层面

CTV 包括吻合口（食管空肠吻合口）及食管旁（110 组）淋巴引流区。

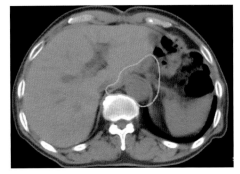
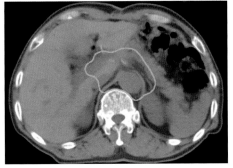

图 3-22 贲门下膈肌脚层面

CTV 包括原胃小弯（3 组）、双侧膈肌脚及腹主动脉旁（16a1 组）淋巴引流区。

图 3-23 门静脉汇合层面

CTV 主要包括部分近端脾动脉（11p 组）、部分肝十二指肠韧带（12 组）、胰腺后方（13 组）和腹主动脉旁（16a1 组）淋巴引流区。

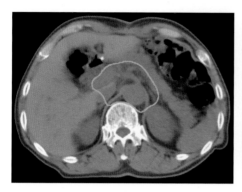

图 3-24　腹腔干层面

CTV 主要包括胃左动脉干（7 组）、肝总动脉旁（8 组）、腹腔干周围（9 组）、近端脾动脉周围（11p 组）、部分肝十二指肠韧带（12 组）、部分胰腺后方（13 组）和腹主动脉旁（16a1 组）淋巴引流区。

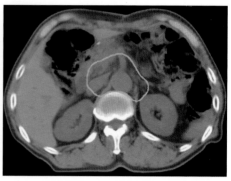

图 3-25　肠系膜上动脉层面

CTV 主要包括部分胰腺后方（13 组）和腹主动脉旁（16a2 组）淋巴引流区。右侧前界为胰腺后缘，后界为椎体前缘，左侧界为肾脏边缘，右侧界为下腔静脉右侧缘。

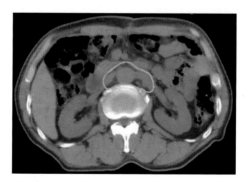

图 3-26　左肾静脉下缘层面（CTV 下界）

CTV 主要包括腹主动脉旁（16a2）淋巴引流区。前界为十二指肠，后界为椎体前缘，右侧界为下腔静脉右侧缘，左侧界为腹主动脉适当外放。

（2）胃窦癌术后放疗：患者 66 岁，女性，诊断为“胃窦癌”。术后病理示胃窦部低分化腺癌，部分呈印戒细胞癌形态，可见脉管癌栓及神经侵犯，断端未见癌。淋巴结可见癌转移 9/60（1 组 0/4，2 组 0/5，3 组 3/13，4sb 组 5/17，5 组 0/5，6 组 0/6，7 组 0/3，8a 组 1/3，9 组 0/3，12A 组 0/1），病理分期为 pT4aN3a。

给予该患者术后放疗：CTV 包括 7、8、9、12、13、14、16a、16b1 淋巴引流区（图 3-27~ 图 3-34）。

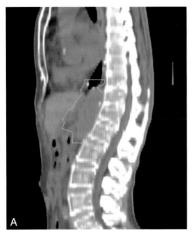
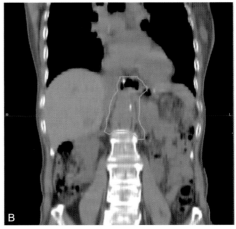

图 3-27　靶区矢状位及冠状位图

A：冠状位；B：矢状位。

CTV（绿色）上界起自贲门吻合口处，下至左肾静脉下缘下 2cm。

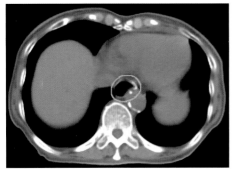

图 3-28　CTV 上界层面

CTV 包括吻合口及周围淋巴引流区（110 组）。

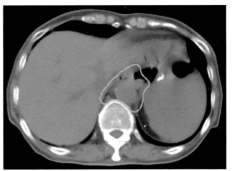

图 3-29　膈肌脚出现层面

CTV 包括原贲门旁（1 组）、双侧膈肌脚和腹主动脉旁（16a1 组）淋巴引流区。

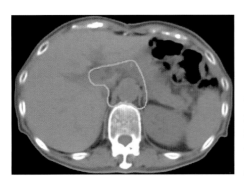

图 3-30　门静脉主干开始层面

CTV 包括肝十二指肠韧带（12 组）、胰头后（13 组）和腹主动脉旁（16a1 组）淋巴引流区。并包括双侧膈肌脚。前界为胰腺后缘，后界为椎体前缘，右侧界为门静脉右侧缘，左右两侧包括膈肌脚。

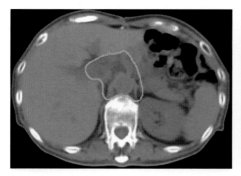

图 3-31   腹腔干层面

CTV 包括胃左动脉干（7 组）、肝总动脉（8 组）、腹腔干周围（9 组）、部分肝十二指肠韧带（12 组）、部分胰腺后（13 组）和腹主动脉旁（16a1 组）淋巴引流区。并包括双侧膈肌脚。前界为肝缘并包括腹腔干，后界为椎体前缘，右侧界为门静脉右侧缘，左右两侧包括膈肌脚，避开小肠。

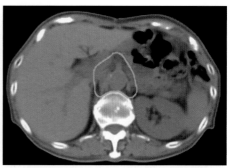

图 3-32   肠系膜上动脉起始层面

CTV 包括部分肝十二指肠韧带（12 组）、肠系膜上动脉旁（14 组）、腹主动脉旁（16a2 组）淋巴引流区。左右两侧包括膈肌脚，避开小肠。

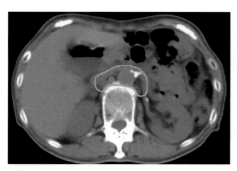

图 3-33   左肾静脉下缘层面

CTV 包括腹主动脉旁（16a2）淋巴引流区。前界为十二指肠，后界为椎体前缘，右侧界为下腔静脉右侧缘，左侧界为腹主动脉旁适当外放（大于1cm）。

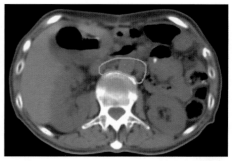

图 3-34   左肾静脉下缘下层面（CTV 下界）

CTV 包括腹主动脉旁（16b1 组）淋巴引流区。前界为十二指肠，后界为椎体前缘，右侧界为下腔静脉右侧缘，左侧界为腹主动脉适当外放（大于1cm）。

第四节   照射技术与剂量分割

一、照射技术

常用放射治疗技术包括二维常规放射治疗技术和三维精确放射治疗技术。调强放射治疗是一种精准放射治疗技术，包括容积旋转调强放疗技术及螺旋断层调强放射治疗等,其相较于常规放射治疗技术,具有物理剂量分布的优势,比三维适形放疗拥有更好的剂量分布适形性和均匀性,结合靶区内同步加量放疗剂量模式,可在不增加正常组织受照剂量的前提下,提高胃肿瘤灶的照射剂量。目前胃癌放疗推荐三维精确放射治疗技术。

二、剂量分割

(一)胃癌放射治疗

　　放射治疗范围决定了放射治疗的成败,不同部位的胃癌靶区应包括的范围也不相同。总体而言,放疗 CTV 包括胃原发肿瘤及可能受侵的亚临床肿瘤区域和区域淋巴引流区。胃原发肿瘤区域范围根据患者腹部 CT、上消化道造影和胃镜所见范围确定。根据腹部 CT、上消化道造影和胃镜下放置的银夹确定肿瘤边界;根据胃镜下所见病灶范围、上消化道造影及腹部 CT 所示病灶范围周围外放至少 3cm;如果侵犯其他器官,则包括受侵的器官并外放一定的范围(推荐至少 1cm 的外放边界)。不同部位肿瘤出现不同分组的淋巴结转移概率不同,所以不同部位的胃癌放射治疗 CTV 要包括的淋巴结引流区的范围亦不相同。胃癌淋巴结分组和不同部位肿瘤 CTV 所需要包括的淋巴结引流区如图 3-35、表 3-1。

(二)胃癌放疗剂量及分割模式

1. 胃癌术前放疗推荐剂量　适用于局部分期较晚、直接手术切除难度大的患者。术前放疗能够使部分患者的原发肿瘤产生不同程度的退缩,接受术前放疗后,部分患者可获得根治性切除的机会,并降低了术后复发率。目前,放疗的推荐剂量是 41.4~45.0Gy 分为 23~25 次, 5 次 / 周,常规分割照射。对局部分期 T4b 的患者可考虑原发灶推量至 50Gy。

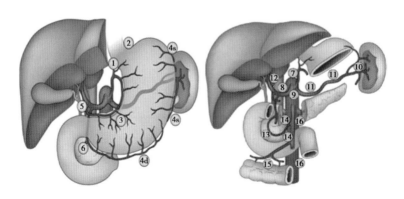

图 3-35　胃癌相关淋巴结分组图示

表 3-1　不同部位肿瘤 CTV 所需包括的淋巴结引流区域

分期（AJCC 第七版）	部位		
	贲门、近端 1/3 胃（prox）和胃窦、幽门、远端 1/3 胃（distal）	胃体、中 1/3 胃	食管胃结合部
T3N0	近端：PG ± PEN	PG、CN、HNpd、PHN	PG、PEN
	远端：PG ± CN、HNpd、PHN、SpINs		
T4aN0	近端：PG ± PEN、PEN、MN、CN、16a	PG、CN、HNpd、PHN、SpINs ± 16a	PG、PEN、MN、CN ± 16a
	远端：PG ± CN、HNpd、PHN、SpINs、16a		
T4bN0	近端：受侵部位相关淋巴结、PG ± PEN、MN、CN、16a	PG、CN、HNpd、PHN、SpINs+ 受侵部位相关淋巴结 ± 16a	受侵部位相关淋巴结 +PG、PEN、MN、CN ± 16a
	远端：受侵部位相关淋巴结、PG ± HNpd、CN、PHN、SpINs、16a		
T1-3/N+	近端：PG、PEN、CN、MN、HNpd、PHN、16a	PG、CN、SpINs、PHpd、PHN、16a	PEN、MN、prox PG、CN、16a
	远端：PG、CN、HNpd、PHN、SpINs、16a		
T4a/bN+	同 T1-3N+ 和 T4bN0	同 T1-3N+ 和 T4bN0	同 T1-3N+ 和 T4bN0

注：1. PG：胃周；2. CN：腹腔干；3. PEN：食管周；4. MN：纵隔；5. SpIN：脾；6. SpINs：胰腺上；7. PHN：肝门；8. HNpd：胰、十二指肠；10. 16a：腹主动脉旁上部。

2. 胃癌术后放疗推荐剂量　胃癌术后放疗在临床上应用较多，术后病理提示局部分期较晚或者区域淋巴结转移较多的患者可以从术后放疗中获益。手术无法彻底切除的肿瘤，在癌残留处以银夹标记，术后必须补充放疗。目前，对于术后病理提示为 T3~4 或者是 N+ 的胃癌患者均可以考虑行术后放疗，推荐剂量 45.0~50.4Gy 分为 25~28 次，5 次 / 周。对于 R1/R2 切除的患者，在正常器官可耐受的情况下可予残留肿瘤局部加量至 50~60Gy。

3. 胃癌术中放疗　适用于原发灶已切除，无腹膜或肝转移，且原发灶侵及浆膜面并累及胰腺者。术中放疗可以延长胃癌患者的平均生存期，但是胃癌的术中放疗目前在临床上应用很少。

4. 胃癌复发转移放疗　放疗剂量及分割模式：根治性放疗总剂量为 50~60Gy；术前放疗剂量为 40~45Gy；术后放疗剂量为 45.0~50.4Gy；姑息性放疗剂量为 30~40Gy，分割模式一般为 1.8~2Gy/F，5 次 / 周，采用三维适形或调强放疗技术。

5. 胃癌姑息放疗　胃原发灶的姑息放疗剂量为 45~54Gy；胃出血放疗采用 30~36Gy 分为 10~12 次；脑转移或骨转移放疗采用 30Gy 分为 10 次、40Gy 分为 20 次或 20Gy 分为 5 次，提高剂量可能有利于局部控制率的提高。其中脑转移灶数目局限（1~5 个）、一般情况良好者推荐行立体定向放射外科或体部立体定向放疗。

6. 胃癌危及器官限量　三维适形技术应注意避开危及器官，以 4~5 个射野为宜，射野长边与靶区长轴平行，侧野一般应避开脊髓；固定野调强放疗可设置 5~7 个野，不必刻意避开危及器官，优化时控制剂量限值即可；容积调强放射治疗以往返双弧为主，为降低肝脏剂量，射线应避免从肝脏入射。由于胃属于空腔脏器，其充盈的状态和内脏运动带来的不确定性也是计划过程中需要充分考虑的问题。因此，在调强放疗计划中应注意控制小子野的数量。另外，计划应依据不同层面中靶区与危及器官的相对位置及其重要程度布野，胃癌放疗计划主要涉及的危及器官为小肠、肾脏、心脏和脊髓。由于小肠的位置重复性差，计划评估中显示的剂量和真实治疗时的实际受照剂量可能会有较大差异，其计划剂量的意义有限；在不损失靶区剂量的前提下，应尽量减少小肠接受 45Gy 以上剂量的体积。对于可能涉及的靶区加量的情况，需要保证任何情况下小肠接受的最大剂量均 ≤50Gy。脊髓的限量为最大剂量 <45Gy，但一般情况下可控制在 40Gy 以内（表 3-2）。

表 3-2　靶区剂量及正常组织限量要求

危及器官	剂量限值	危及器官	剂量限值
心脏	$V_{30Gy}<30\%$	肾脏	$D_{mean}<15Gy$
	$D_{mean}<10Gy$		$V_{15Gy}<50\%$
脊髓	$D_{max}<45Gy$	肝脏	$V_{30Gy}<30\%$
			$D_{mean}<21Gy$

第五节　临床疗效和不良反应

一、疗效评估及随访

（一）疗效评估

放疗后疗效评估手段

1. 腹部 CT　通过比较放化疗前后胃壁最大厚度、大体肿瘤体积以及淋巴结体积等参数的变化来评价疗效。

2. 胃镜或超声内镜　可进行黏膜活检;超声内镜下细针穿刺活检术可提高判断淋巴结完全缓解的准确性。

3. PET/CT　放疗前后 SUV 值的变化可评估疗效及预测预后,其判定标准采用《WHO 实体瘤疗效评价标准(1981)》及《实体瘤的疗效评价标准(RECIST1.1)》。

（二）随访

所有胃癌患者都应该接受系统的随访。随访内容包括全面的病史询问、体格检查、血常规、生化指标、肿瘤标志物,胸部、腹部、盆腔增强 CT 扫描、内镜检查。有临床指征的患者可选择 PET/CT 作为影像学检查手段。另外,对于行全胃切除术和部分胃切除术的患者,术后应进行营养监测,包括评估体重、血红蛋白、总蛋白、白蛋白、总胆固醇、铁、铁蛋白、维生素 B_{12}、叶酸和钙水平。年龄较大、女性和存在明显体重减轻(≥20%)的胃切除术后患者应警惕代谢性骨病。

胃镜检查推荐在术后 1 年内进行,每次胃镜检查行病理活检,如发现有高级别不典型增生或者胃癌复发证据,则需要在 1 年内进行复查。建议患者每年进行 1 次胃镜检查。

随访频率为第 1~2 年每 3~6 个月随访 1 次;之后第 3~5 年每 6~12 个月随访 1 次;5 年后每年随访 1 次。Ⅳ期、复发胃癌患者及出现症状恶化的患者应密切观察或每 3 个月随访 1 次。

二、放疗不良反应及防治

常见的放疗不良反应为放射性胃肠炎、放射性食管炎和放射性肝炎。照射野可能包括部分纵隔,但因此导致的放射性肺炎和心脏损伤极其罕见,且由于精确放疗的开展,肝脏、肾脏和脊髓损伤也极少发生。

（一）放射性胃肠炎

放射性胃肠炎基本伴随胃癌放疗全程,主要表现为恶心、呕吐、食欲缺乏、乏力等,后期因进食减少而体重减轻。治疗原则以止吐、修复胃肠道黏膜损伤及营养支持治疗为主。可予止吐、抗炎、抑酸、口服消化道黏膜保护剂,如硫糖铝等治疗。对于因食欲缺乏导致体重减轻的患者,应给予肠内、肠外营养支持。

（二）放射性食管炎

放射性食管炎一般在放疗开始 2~3 周后出现,主要表现为吞咽疼痛、进食梗阻感加重、胸骨后烧灼感或不适,治疗原则为消炎、止痛、修复受损的食管黏膜及营养支持治疗。

第六节 临床研究进展

放疗在胃癌围手术期治疗中的应用一直以来都是胃癌放疗的研究重点。早期美国 INT0116 研究结果显示，对于 R0 切除术后的胃癌 / 胃食管结合部腺癌患者，术后放疗相较于单纯手术可以改善患者的总生存期（overall survival，OS）和无复发生存（relapse-free survival，RFS），这一研究结论奠定了胃癌术后放疗的基础，但是由于该研究中仅 10% 的患者接受了 D2 手术，因此该研究的结论能否适用于接受标准 D2 手术的患者存在争议。韩国 ARTIST 研究纳入了接受胃癌根治术 +D2 淋巴结清扫术的患者，该研究结果显示术后化疗组与术后放化疗组的总生存期和无病生存期相似，但该研究入组患者中Ⅰ~Ⅱ期胃癌的比例达到 60% 左右，与我国大部分可手术患者首诊为Ⅲ期的情况也有较大出入，研究结论是否能直接应用于国内临床实践仍有待商榷。与此同时，ACTS-GC 和 CLASSIC 这两项大型Ⅲ期临床研究的结果公布后，D2 根治术后辅助化疗开始在亚洲国家占主导地位。韩国之后又开展了 ARTIST2 研究进一步明确术后放疗在Ⅱ/Ⅲ期、淋巴结阳性、D2 切除术后胃癌患者中的作用，其结果显示，放疗的加入并未显著降低术后复发率。ARTIST2 研究的阴性结果使得胃癌术后放疗的指征偏向更加高危的患者。国内复旦大学附属肿瘤医院一项基于倾向评分匹配的回顾性研究，对比了术后化疗和术后放化疗在 D2/R0 切除术后的 N3 胃癌患者中的作用，结果显示术后放化疗组的无病生存期显著优于术后化疗组（$P=0.021$），且亚组分析结果表明 N3a 患者可以从术后放化疗中获益。

CROSS 研究将食管癌和胃食管结合部癌的患者随机分为术前放化疗联合手术组和单纯手术组，术前放化疗联合手术的治疗模式将患者的局部区域复发率降低了 20%，腹膜转移发生率降低了 10%（$P<0.001$），长期随访的结果显示术前同步放化疗可以显著改善患者总生存期和无病生存期，且术前同步放化疗方案的治疗耐受性良好，方案完成度高。CROSS 研究为胃癌和胃食管结合部癌术前同步放化疗的应用奠定了基础。POET 研究纳入了进展期胃食管结合部腺癌的患者，随机分为术前化疗 + 手术组和诱导化疗 + 术前放化疗 + 手术组，诱导化疗 + 术前放化疗 + 手术的综合治疗模式显著提高了 pCR 率（$P=0.03$），术前放化疗相较术前化疗也显著延长了 R0/R1 术后患者的无局部进展生存（HR=0.37，95%CI 0.16~0.85，$P=0.014$）。2020 年 ASTRO 会议上一项美国的回顾性研究对比了胃癌术前放化疗和术后放化疗的疗效，结果显示术前放化疗显著提高了 R0 切除率及 5 年总生存率，不良反应的发生率也更

低。国内几项基于倾向评分匹配的回顾性分析也提示相较于术后放化疗，局部进展期胃癌患者接受术前放化疗治疗依从性更好，并在不增加手术并发症的前提下提高了总生存期和无病生存期。上述回顾性分析的结果提示了术前新辅助放化疗的潜在优势。

随着免疫治疗的研究进展，放疗联合免疫治疗有希望成为一种"强强联合"的治疗模式。2021 年发表的 CheckMate 577 研究及 2021CSCO 年会上发布的 BTCRC-ES014-012 研究结果均提示，术后免疫治疗可能为食管癌及胃食管结合部癌患者带来局部控制和生存的获益。理论上放疗和免疫治疗具有良好的协同作用，目前更多新研究中免疫治疗的介入时机从术后辅助治疗或维持治疗阶段逐渐前移到术前。国内南京鼓楼医院开展的 SHARED 研究是一项新辅助放化疗联合信迪利单抗免疫治疗的多中心 II 期研究，研究主要纳入了局部晚期（cT3N2-3/cT4aN+/cT4bNanyM0）胃癌和胃食管结合部腺癌患者，患者完成新辅助放化疗及免疫治疗后，经多学科讨论评估能否手术，主要研究终点为 pCR 率，在研究第一阶段纳入的 9 例患者中 5 例获得了 pCR，因而继续进入了第二阶段研究，目前的阶段性结果显示 R0 切除率 100%，pCR 率 38.2%，主要病理缓解（major pathologic response，MPR）率 79.4%。Neo-PLANET 研究是一项探索卡瑞利珠单抗联合放化疗在局部晚期近端胃腺癌新辅助治疗中应用的 II 期临床研究，主要研究终点为 pCR 率及 ypT0 率。其研究结果显示 pCR 率为 33.3%，MPR 率和 R0 切除率分别为 44.4% 和 91.7%，ypN0 率为 77.8%，2 年无进展生存率和总生存率分别为 66.9% 和 76.1%，此外，北京大学肿瘤医院等中心也正在进行新辅助放疗联合免疫治疗相关的研究，研究结果值得期待。

随着放疗、手术技术的不断发展，新药的持续开发，围手术期放疗联合手术及抗肿瘤药物的综合治疗已经成为改善胃癌患者局部控制和长期生存的重要治疗模式。目前，多项探索新辅助放疗、新辅助放疗联合化疗和 / 或免疫治疗等在胃癌中应用的研究正在进行中，期待这些研究的结果能为胃癌的治疗带来更多启示。

（李永恒　李金銮　李桂超　耿建昊）

参 考 文 献

[1] SMALLEY S R, BENEDETTI J K, HALLER D G, et al. Updated analysis of SWOG-directed intergroup study 0116: a phase III trial of adjuvant radiochemotherapy versus observation after curative gastric cancer resection[J]. J Clin Oncol, 2012, 30(19): 2327-2333.

[2] LEE J, DO H, LIM S, et al. Phase III trial comparing capecitabine plus cisplatin versus capecitabine plus cisplatin with concurrent capecitabine radiotherapy in completely resected

gastric cancer with D2 lymph node dissection: the ARTIST trial［J］. J Clin Oncol, 2012.

［3］ SAKURAMOTO S. Adjuvant chemotherapy for gastric cancer with S-1, an oral fluoropyrimidine ［J］. N Engl J Med, 2007, 357.

［4］ BANG Y J, KIM Y W, YANG H K, et al. Adjuvant capecitabine and oxaliplatin for gastric cancer after D2 gastrectomy (CLASSIC): a phase 3 open-label, randomised controlled trial［J］. Lancet, 2012.

［5］ PARK S H, LIM D H, SOHN T S, et al. A randomized phase Ⅲ trial comparing adjuvant single-agent S1, S-1 with oxaliplatin, and postoperative chemoradiation with S-1 and oxaliplatin in patients with node-positive gastric cancer after D2 resection: the ARTIST 2 trial［J］. Ann Oncol, 2021, 32(3): 368-374.

［6］ ZHOU M L, YANG W, WANG Y Q, et al. Adjuvant chemoradiotherapy versus adjuvant chemotherapy for patients with N3 gastric cancer after D2/R0 resection: a retrospective study based on propensity score analyses［J］. Cancer Manag Res, 2019, 11: 4855-4870.

［7］ ZHANG Z X, GU X Z, YIN W B, et al. Randomized clinical trial on the combination of preoperative irradiation and surgery in the treatment of adenocarcinoma of gastric cardia (AGC) —report on 370 patients［J］. Int J Radiat Oncol Biol Phys, 1998, 42(5): 929-934.

［8］ VAN H P, HULSHOF M C, LANSCHOT J V, et al. Preoperative chemoradiotherapy for esophageal or junctional cancer［J］. J Med Imaging Radiat Oncol, 2012, 43(2): 215-219.

［9］ OPPEDIJK V, VAN D G, VAN LANSCHOT J J B, et al. Patterns of recurrence after surgery alone versus preoperative chemoradiotherapy and surgery in the CROSS trials［J］. J Clin Oncol, 2014, 32(5): 385.

［10］ LEONG T, SMITHERS B M, HAUSTERMANS K, et al. TOPGEAR: A Randomized, Phase Ⅲ Trial of Perioperative ECF Chemotherapy with or Without Preoperative Chemoradiation for Resectable Gastric Cancer: Interim Results from an International, Intergroup Trial of the AGITG, TROG, EORTC and CCTG［J］. Ann Surg Oncol, 2017, 24(8): 2252-2258.

［11］ KIM D W, LEE G, HONG T S, et al. Neoadjuvant versus Postoperative Chemoradiotherapy in Gastric Cancer［J］. Int J Radiat Oncol Biol Phys, 2020, 108(3): e632.

［12］ YANG W, ZHOU M, LI G, et al. Preoperative Chemoradiotherapy Versus Postoperative Chemoradiotherapy for Patients With Locally Advanced Gastric Cancer: A Retrospective Study Based on Propensity Score Analyses［J］. Front Oncol, 2020, 10.

［13］ LI N, XIANG X Y, ZHAO D B, et al. Preoperative versus postoperative chemo-radiotherapy for locally advanced gastric cancer: a multicenter propensity score-matched analysis［J］. BMC Cancer, 2022, 22(1): 1-9.

［14］ KIM D W, CLARK J W, LEE G, et al. Total Neoadjuvant Therapy versus Neoadjuvant Chemoradiotherapy in the Management of Gastric Cancer［J］. Int J Radiat Oncol Biol Phys, 2020, 108(3): e602-e603.

［15］ KELLY R J, AJANI J A, KUZDZAL J, et al. Adjuvant Nivolumab in Resected Esophageal or Gastroesophageal Junction Cancer［J］. N Engl J Med, 2021, 384(13): 1191-1203.

［16］ TANG Z, WANG Y, LIU D, et al. The Neo-PLANET phase Ⅱ trial of neoadjuvant camrelizumab plus concurrent chemoradiotherapy in locally advanced adenocarcinoma of stomach or gastroesophageal junction［J］. Nat Commun.

第四章

原发性肝细胞癌放射治疗

第一节 概 述

一、流行病学及发病因素

在世界范围内,原发性肝癌的发病率居所有肿瘤的第六位,死亡率高居第三位。在所有原发性肝癌中,肝细胞癌(hepatocellular carcinoma, HCC)是最常见的病理类型,占75%~85%。

乙型肝炎病毒(hepatitis B virus, HBV),丙型肝炎病毒(hepatitis C virus, HCV)感染,酗酒(酒精性肝病),非酒精性脂肪性肝病,接触黄曲霉毒素是目前HCC较为公认的致病因素。慢性肝炎是我国HCC患者的主要病因,约有95%曾出现HBV感染,约有10%曾出现HCV感染。

二、临床表现

HCC通常起病隐匿,早期症状不明显,当出现明显症状时,病情往往已到中晚期。肝区疼痛是HCC最常见的首发症状,可表现为间歇性或持续性隐痛、钝痛或胀痛。此外,还可能出现非特异性消化道症状,如食欲缺乏、恶心、腹胀、腹泻等。晚期患者可能出现皮肤黄染、牙龈出血、鼻出血、皮下瘀斑、上消化道出血、肝性脑病、肝肾功能衰竭等,可伴随乏力、消瘦、发热、营养不良等恶病质表现。体征方面,因HCC患者大多存在肝硬化,因此可能出现脾大、黄疸、腹水等肝硬化的典型体征。中晚期肝癌患者最常见的体征是肝大,其肝脏往往呈进行性肿大,可在肋缘下触及,质地坚硬、表面凹凸不平,常伴有程度不等的触压痛。

三、辅助检查

（一）实验室检查

HCC 患者在治疗前需要完善的实验室检查包括常规化验、病毒学指标和肿瘤标志物等。常规化验需完善血尿便常规、便潜血试验、肝肾功能、凝血功能等。病毒学指标包括 HBV 和 HCV 感染相关指标，以指导抗病毒治疗。肿瘤标志物主要需要检测血清甲胎蛋白（alpha-fetoprotein，AFP），AFP 是 HCC 早期筛查、诊断和疗效监测常用的重要指标之一。

（二）影像学检查

1. 腹部超声　超声（ultrasound，US）是常用的肝脏影像学检查方法之一，可确定肝内有无占位性病变，初步确定病变性质、病变位置以及与肝内重要血管的关系，具有简便、实时、无创的优势。HCC 病灶通常表现为高回声，其假包膜表现为病灶外周的低回声带。

2. CT　是肝脏肿瘤诊断和鉴别诊断重要的检查方法之一，可观察肿瘤的形态及血供情况，对于肿瘤的检出、定性、分期和疗效评价有非常重要的价值。HCC 的典型征象为动态增强扫描中"快进快出"的强化方式，其动脉期肿瘤呈均匀或不均匀明显强化，门静脉期和 / 或延迟期肿瘤强化低于肝实质。

3. MRI　是 HCC 一项极其重要的影像学检查手段。与 CT 相比，MRI 对软组织的分辨率高，对病灶识别和与周围组织毗邻关系的显示要优于 CT，对于患者手术可切除性的判断和放疗靶区的勾画有重要意义。典型 HCC 在 MRI 图像上表现为 T_1WI 低信号、T_2WI 中等高信号，但由于肿瘤内部脂肪变或纤维化，T_1WI 也可以表现为等信号或高信号。病灶的假包膜表现为 T_1WI 低信号。HCC 在增强 MRI 动脉晚期显示高强化，门静脉期及延迟期强化明显降低。

4. PET/CT　可对局部肿瘤和全身转移情况进行全面评估，但对于 HCC 临床诊断的敏感性和特异性尚不理想，在已有 CT 及 MRI 图像的情况下，进一步行 PET/CT 的临床价值有限，可作为其他检查手段的补充。

5. 其他　完整的肿瘤分期还需要完善胸部 CT、浅表淋巴结超声检查等，有临床指征者可行骨扫描和脑 MRI 检查。

（三）病理检查

尽管 HCC 可通过临床诊断，但病理活检仍十分必要。可行肝穿刺活检，进行组织学或细胞学检查，或根据手术大体标本获得病理学诊断依据，同时完善免疫组化和分子病理指标，为明确病灶性质、肿瘤分子分型和指导治疗、判断预后等提供重要信息。

四、肝功能评估

HCC 患者多有肝硬化基础,部分患者确诊时已处于肝功能失代偿期,而肝功能是影响治疗决策的重要因素。在治疗前必须进行肝功能评估,现多采用 Child-Pugh 肝功能分级 (表 4-1)。

表 4-1 Child-Pugh 肝功能分级

观测指标	评分		
	1	2	3
肝性脑病（期别）	无	1~2	3~4
腹水	无	少量	中等量
白蛋白 /（g·L^{-1}）	>35	28~35	<28
凝血酶原时间延长 / 秒	<4	4~6	>6
总胆红素 /（μmol·L^{-1}）	<34.2	34.2~51.3	>51.3

注:A 级 5~6 分;B 级 7~9 分;C 级 10~15 分。

五、诊断与分期

（一）病理诊断

根据肝内原发病灶、肝外转移病灶活检标本或手术组织标本明确病理诊断是诊断 HCC 的金标准。

（二）临床诊断

除病理诊断外,HCC 还可结合病史、血清学检测（肿瘤标志物和病毒感染指标）和影像学检查做出临床诊断。具体诊断流程可参考国家卫生健康委员会《原发性肝癌诊疗指南（2022 年版）》诊断路线图（图 4-1 ）。

（三）分期

对于 HCC,目前国际上有多种分期方案,包括巴塞罗那分期（Barcelona clinic liver cancer, BCLC）美国癌症联合委员会（American Joint Committee on Cancer, AJCC）TNM 分期,日本肝病学会分期等。依据我国肝癌的特点,国家卫生健康委员会主持建立了中国肝癌分期（China liver cancer staging, CNLC）,结合肝脏肿瘤的数目、大小、血管侵犯、肝外转移、Child-Pugh 分级和体力状况（performance status, PS）6 个因素,综合判定肿瘤分期。CNLC 分期标准如表 4-2。

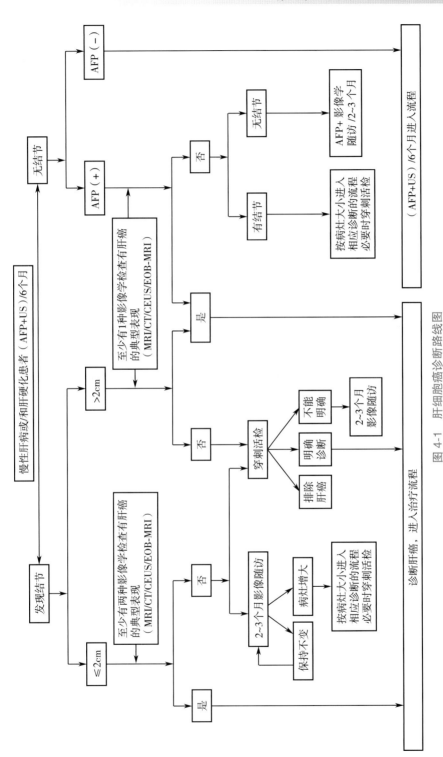

图 4-1　肝细胞癌诊断路线图

AFP：甲胎蛋白；US：超声；MRI：磁共振成像；CT：计算机断层扫描；CEUS：超声造影；EOB-MRI：钆塞酸二钠增强磁共振扫描。

表 4-2   CNLC 分期标准

期别	PS 评分	肿瘤情况		Child-Pugh 分级
		肿瘤数目	肿瘤大小	
Ⅰa	0~2	单个	≤5cm	A~B
Ⅰb	0~2	单个	>5cm	A~B
		2~3 个	≤3cm	
Ⅱa	0~2	2~3 个	单个 >3cm	A~B
Ⅱb	0~2	≥ 4 个	任何	A~B
Ⅲa	0~2	不论肿瘤情况,有血管侵犯		A~B
Ⅲb	0~2	不论肿瘤情况,有肝外转移		A~B
Ⅳ	3~4	任何	任何	C

六、治疗原则和放疗适应证

（一）治疗原则

HCC 的治疗应强调多学科综合治疗模式,主要治疗方法包括肝切除术、肝移植术、局部消融治疗、放疗、系统治疗,以及经导管肝动脉化疗栓塞（transcatheter arterial chemoembolization, TACE）治疗等。针对不同患者合理整合不同的治疗手段才能实现患者获益最大化。总体而言,对于潜在可切除或移植的 HCC,需要结合患者 PS 评分和合并症进行评估,对于肝功能 Child-Pugh A 级和部分 Child-Pugh B 级、无门静脉高压、肿瘤位置合适、有充足肝功能储备和适宜残余肝体积的患者,如无禁忌证则首选手术切除;符合肝移植标准者可考虑肝移植,如有指征可行桥接治疗;无法或拒绝手术者行局部治疗,包括射频消融、根治性放疗和 TACE 等。对于因肝脏储备不足、肿瘤部位特殊、疾病范围广泛等不可手术切除的 HCC,常需要行综合治疗,包括不同局部治疗手段联合、局部治疗联合全身治疗等治疗模式。对于转移性 HCC,可选择全身治疗、临床试验或最佳支持治疗。

（二）放疗适应证

在二维放疗年代,因全肝照射的肝脏毒性难以耐受,放疗极少用于 HCC 中。近年来,随着三维适形放射治疗,调强放射治疗,体部立体定向放射治疗（stereotactic body radiotherapy, SBRT）和图像引导放射治疗（image-guided radiotherapy, IGRT）等先进放疗技术和运动管理技术的出现,实现了在给予肿瘤区域高剂量精准照射的同时可以充分保护正常组织器官,大大推动了放疗在 HCC 中的应用。结合《中国原发性肝细胞癌放射治疗指南（2020 年版）》,

SBRT 可作为小肝癌（≤5cm）的根治性治疗手段,是不可或无法耐受手术、射频消融（radiofrequency ablation, RFA）患者的有效替代方案。在以手术为主的综合治疗中,放疗可作为中央型 HCC 的术前新辅助治疗手段,也是窄切缘（<1cm）术后患者的重要辅助治疗手段。此外,放疗也可作为肝移植前的桥接治疗手段。对不可手术切除的 HCC,尤其是伴有癌栓的患者,放疗联合 TACE 较单一治疗能提高局部控制率和生存率。另外,转移性 HCC 患者可进行转移灶的姑息性放疗,可以缓解或减轻患者痛苦,改善生活质量。

第二节　技　术　流　程

　　随着三维放疗技术和运动管理技术的进步,在给予肿瘤局部高剂量照射的同时可以更好地实现保护周围正常组织,放疗在 HCC 中的应用越来越广。目前 HCC 中主流放疗技术包括 3DCRT、IMRT,以及容积弧形调强放射治疗（volumetric intensity modulated arc therapy, VMAT）等。根据剂量分割模式又可分为常规分割放疗和 SBRT。其中,常规分割放疗主要适用于局部中晚期 HCC,而 SBRT 更适用于小肝癌的治疗。因 SBRT 单次剂量高,为保证治疗的精确性,常需要联合先进的呼吸运动管理技术,如四维计算机断层扫描（4-dimensional computed tomography, 4D-CT）,腹部加压法（abdominal compression）,呼吸门控法（respiratory gating）,屏气法（breath holding）和肿瘤实时追踪法（real-time tumor-tracking）等。

　　放疗的全流程包括治疗前准备、模拟定位、靶区勾画、计划设计、计划验证、计划实施和随访观察等。详细技术流程如图 4-2。

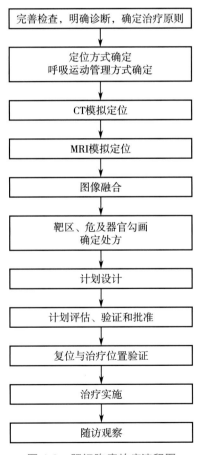

图 4-2　肝细胞癌放疗流程图

第三节　靶区勾画

一、定位与扫描条件

（一）定位前准备

定位前一般应禁食禁饮 4 小时。定位前 30 分钟口服 300mL 稀释后的肠道对比剂（饮用水 500mL 与 20% 泛影葡胺 20mL 混合）。在 CT 模拟定位前口服剩余的 200mL 稀释的肠道对比剂。

（二）CT 定位

患者仰卧位，体膜固定，层厚 3~5mm 扫描，扫描范围从膈上 4~5cm 至第 4 腰椎椎体下缘，应用静脉增强对比剂。

（三）MRI 定位

相较于 CT 图像，MRI 图像在 HCC 中有更高的软组织分辨率，因此建议有条件的单位同时行定位 CT 和定位 MRI，并进行图像融合。定位 CT 和 MRI 图像采集时患者应尽可能采取同一固定体位。

（四）呼吸运动管理

对于动度较大的病灶或需要行 SBRT 的病灶，应根据单位设备条件选择呼吸运动管理技术，如 4D-CT、4D-MRI、腹部加压、呼吸门控、屏气或肿瘤实时追踪法，并据此调整定位方式。

二、靶区定义与勾画示例

原发肿瘤靶区（gross tumor volume，GTV）、淋巴结肿瘤靶区（gross tumor volume of the lymph node，GTVnd）、临床靶区（clinical tumor volume，CTV）、计划靶区（planning tumor volume，PTV）。

（一）靶区定义

1. 原发肿瘤靶区　需要结合平扫、增强定位 CT 或 4D-CT 图像、多模态 MRI 图像来确定 GTV 范围。建议对 HCC 原发肿瘤和瘤栓分别进行勾画。原发肿瘤多在动脉期进行勾画，而瘤栓在静脉期或延迟期显示良好。

2. 临床靶区　对于肝内原发肿瘤，在非 SBRT 技术的情况下，建议 GTV 外扩 5mm 形成 CTV；如行 SBRT，则不需要外放 CTV；瘤栓多局限在管壁内，一般不需要外放 CTV；由于 HCC 区域淋巴结转移少见，CTV 一般不包括淋巴引流区，但对于已经出现淋巴结转移的患者，建议 CTV 包括相应淋巴引流区。

3. 计划靶区 根据各单位质控数据在 CTV 基础上外放 5~15mm 形成。

（二）勾画示例

以两个典型患者为例，展示 HCC 的靶区勾画。分别为局部晚期合并门静脉癌栓 HCC 和接受 SBRT 治疗的小肝癌患者。

1. 病例 1 患者 55 岁，男性。主因"诊断原发性肝癌 7 个月，靶向治疗、免疫治疗中"就诊。患者 7 个月前发现肝占位，腹部 CT 提示：肝右叶至左内叶巨大肿块，大小 11.1cm×8.0cm×14.3cm，增强扫描动脉期见不均匀强化，门静脉期强化退出。伴门静脉主干及右支癌栓形成。AFP：248.0ng/mL。2022 年 2—9 月行免疫治疗 + 靶向治疗 12 个周期。2022 年 9 月复查腹部 CT：肝右叶至左内叶巨大肿块较前缩小，现约 7.8cm×5.5cm×7.6cm。门静脉主干及右支癌栓大致同前（图 4-3）。AFP：90.3ng/mL。经 MDT 讨论后，建议给予肝内巨大肿块及门静脉癌栓放疗，同步联合靶向治疗 + 免疫治疗。既往史：慢性乙型病毒性肝炎 30 年，目前 HBV-DNA<50IU/mL。

入院诊断：原发性肝细胞癌 BCLC C 期，门静脉癌栓；慢性乙型病毒性肝炎，肝硬化；Child-Pugh 5 分 A 级。

靶区勾画及处方剂量：以大体肿瘤层面肝脏外轮廓为参考，将模拟 CT 图像和模拟 MRI 图像进行融合配准。GTV1 定义为 MRI 和 CT 上显示的肝右叶至左内叶肿瘤原发灶，三维外扩 5mm 形成 CTV1，CTV1 前后左右外扩 5mm，

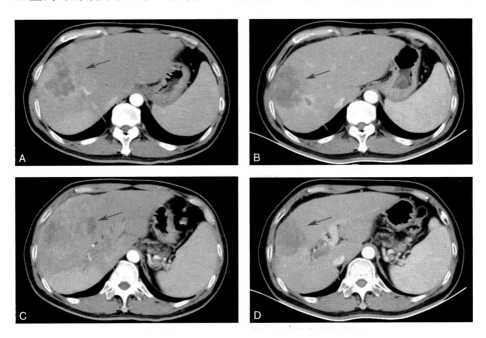

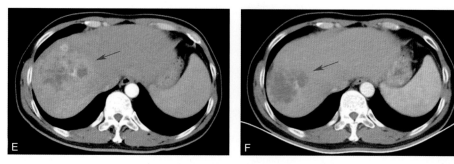

图 4-3　初诊和放疗前肝脏增强 CT 图像

A、C、E：初诊肝脏增强 CT，肝右叶至左内叶巨大肿块（红色箭头），11.1cm×8.0cm×14.3cm，增强扫描动脉期见不均匀强化，门静脉期强化退出。伴门静脉主干及右支癌栓形成（黄色箭头）。B、D、F：放疗前肝脏增强 CT，肝右叶至左内叶巨大肿块较前缩小（红色箭头），现约 7.8cm×5.5cm×7.6cm。门静脉主干及右支癌栓大致同前（黄色箭头）。

上下外扩 8mm 形成 PTV1。GTV2 包括门静脉主干、门静脉右支及其分支癌栓，GTV2 前后左右外扩 5mm，上下外扩 8mm 形成 PTV2。靶区勾画如图 4-4。

　　处方剂量：95% PTV1 50Gy/25F，95% PTV2 50Gy/25F。

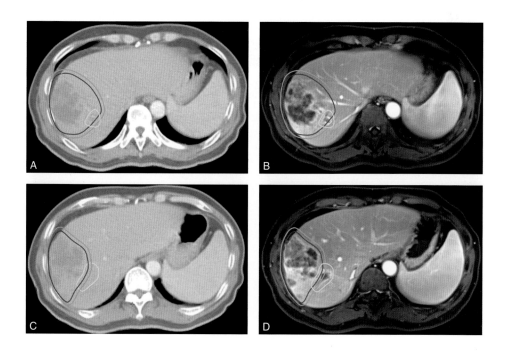

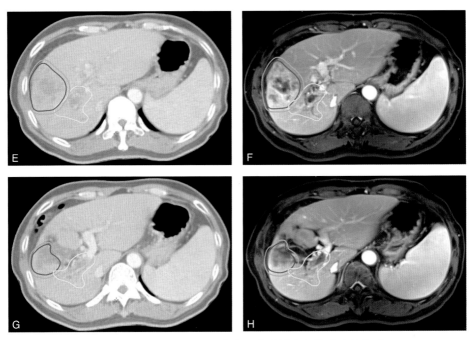

图 4-4 模拟 CT、MRI 图像上原发病灶和门静脉癌栓靶区

A、C、E、G:模拟 CT;B、D、F、H:模拟 MRI。

红色实线代表 GTV1(原发灶),绿色实线代表 CTV1,黄色实线代表 GTV2(门静脉癌栓)。

后续治疗及随访:放疗后患者继续行免疫治疗+靶向治疗,2022 年 12 月复查腹部增强 CT:肝右叶至左内叶巨大肿块较前进一步缩小,现约 5.7cm×4.1cm×5.4cm。门静脉主干及右支癌栓同前(图 4-5)。

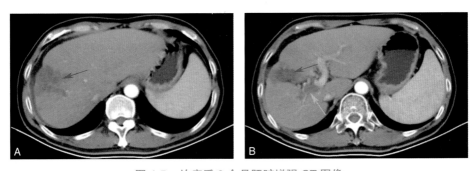

图 4-5 放疗后 2 个月肝脏增强 CT 图像

A、B:肝右叶至左内叶巨大肿块较前进一步缩小(红色箭头),现约 5.7cm×4.1cm×5.4cm。门静脉主干及右支癌栓同前(黄色箭头)。

经 MDT 讨论,患者原发灶较前缩小,可考虑行手术治疗。2023 年 1 月,患者行右半肝切除+门静脉癌栓取出术。术后病理示:(右半肝)可见坏死性肿瘤结节,直径5cm,无活性癌细胞残留;(门静脉癌栓)肿瘤性坏死组织,无活性癌细胞残留。

疗效评价:pCR。

2. 病例2 患者57岁,男性。主因"诊断原发性肝癌2年余,术后复发1年余"就诊。患者2018年7月查体发现肝占位,肿物大小15cm,完善检查后外院诊断原发性肝细胞癌BCLC B期。2018年8—12月行介入治疗3次。2018年12月行手术切除,术后病理:肝右叶肝细胞癌,肿物大小13cm×12cm×10cm,肿瘤未侵犯包膜,切缘净。术后规律复查。2020年3月复查提示肝内被膜下复发,行免疫治疗+靶向治疗1年。2021年2月复查提示肝内进展,就诊。腹部MRI:肝部分切除术后,肝右叶见两枚不规则结节,大小分别约2.9cm×4.4cm、1.5cm×1.0cm,考虑HCC(图4-6)。查体未见明确异常。既往史:慢性乙型病毒性肝炎10年,高血压5年。经MDT讨论,建议行复发病灶放疗。

入院诊断:原发性肝细胞癌BCLC B期,介入治疗后,肝部分切除术后复发;慢性乙型病毒性肝炎,Child-Pugh 5分A级;高血压。

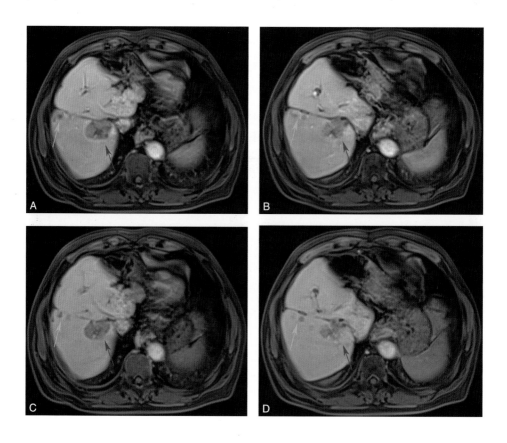

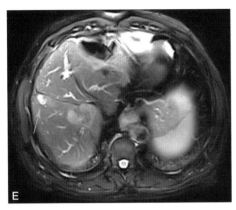
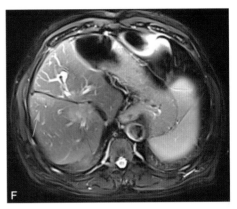

图 4-6　治疗前肝脏 MRI 表现

A~F：肝右叶见两枚不规则结节，肝右叶下腔静脉旁病灶约 2.9cm×4.4cm（红色箭头），肝脏 S8 近被膜下病灶 1.5cm×1.0cm（黄色箭头），均符合 HCC。

　　靶区勾画及处方剂量：该患者行 4D-MRI 定位，以大体肿瘤层面肝脏外轮廓为参考，将模拟 CT 图像和模拟 MRI 图像进行融合配准。GTV1 定义为 MRI 和 CT 上显示的肝右叶下腔静脉旁大体肿瘤病灶，GTV2 定义为 MRI 和 CT 上显示的肝脏 S8 近被膜下大体肿瘤病灶。内靶区（internal target volume，ITV）1 和 2 分别包括增强 MRI 显示的肿瘤范围，同时还应包括 4D-MRI 上各呼吸时相的大体肿瘤。患者 PTV1、PTV2 在 ITV1、ITV2 基础上三维外扩 5mm 形成（图 4-7）。肝右叶下腔静脉旁病灶呼吸末和吸气末的冠状位 T₂WI 图像如图 4-8。

　　处方剂量：95% PTV1 40Gy/5f，95% PTV2 40Gy/5f。

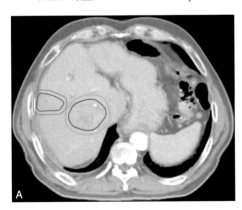
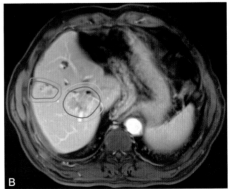

图 4-7　模拟 CT、MRI 图像上靶区范围

A：模拟 CT；B：模拟 MRI。

红色实线代表 ITV1（肝右叶下腔静脉旁病灶），绿色实线代表 PTV1；蓝色实线代表 ITV2（肝脏 S8 近被膜下病灶），橙色实线代表 PTV2。

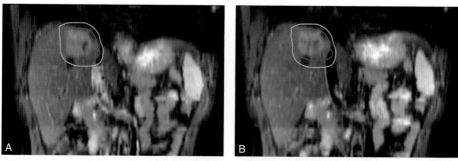

图 4-8　肝右叶下腔静脉旁病灶模拟 MRI T$_2$WI 冠状位图像

A：吸气末 T$_2$WI 图像；B：呼气末 T$_2$WI 图像。

吸气相、呼气相分别显示大体肿瘤位置，指导勾画 ITV。红色实线代表 ITV1，绿色实线代表 PTV1。

治疗后随访：患者治疗后规律复查肝脏 MRI、胸部 CT、肿瘤标志物、肝肾功能和血常规等。

放疗后 6 个月 MRI 图像显示：原肝 S8 病灶显示不明确；肝右叶下腔静脉旁病灶较前缩小，现约 1.6cm×1.2cm，无明显强化（图 4-9）。RECIST 标准评效均为部分缓解（partial response，PR），mRECIST 标准评效均为完全缩瘤（complete response，CR）。

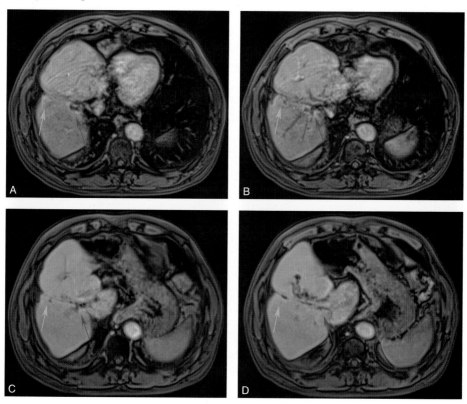

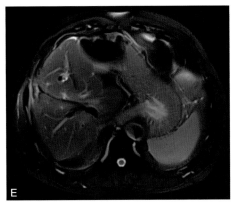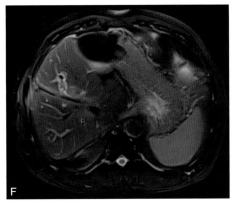

图 4-9　治疗后 6 个月肝脏 MRI 图像

A~F：原肝 S8 病灶显示不明确（黄色箭头）；肝右叶下腔静脉旁病灶较前缩小，现约 1.6cm×1.2cm（红色箭头）

第四节　照射技术和剂量分割

一、照射技术

在三维放疗时代，3DCRT、IMRT、VMAT 是 HCC 的主流放疗技术。此外，SBRT 可在较少的分割次数中给予病灶极高的剂量，适用于小肝癌的治疗。治疗时建议采用 IGRT 技术，尤其是实施 SBRT 时，因单次剂量高，每次均需要图像引导，以提高治疗的准确性。

呼吸运动是导致 HCC 病灶在放疗过程中运动和形变的主要原因，呼吸运动管理方法可分为五大类：运动涵盖法、呼吸门控法、腹部加压法、屏气法和肿瘤实时追踪法。运动涵盖法是根据病灶的呼吸动度信息，在 CTV 的基础上外扩边界生成内靶区，通过对 ITV 实施照射来补偿呼吸运动的影响。临床常用的呼吸动度测量手段包括 4D-CT、动态 MRI、4D-MRI 等。腹部加压是指在模拟定位和治疗前，使用腹压板、腹压带等装置对患者上腹部进行压迫，将自由呼吸变为浅呼吸，达到有效限制病灶呼吸动度的目的。呼吸门控技术则是将照射限定在呼吸周期的某个或某几个特定时相，可大幅减少对正常组织的照射。屏气也可称为呼吸门控的一种，要求患者在某一呼吸时相下进行屏气，并在屏气状态下对肿瘤实施照射。肿瘤实时追踪可在整个呼吸周期内实时追踪肿瘤位置变化，并做动态调整，在理想情况下，肿瘤实时追踪能够对计划设计中未做考虑的靶区异常运动进行补偿，实现靶区精准定位和剂量精准照射。

二、剂量分割与正常组织限量

在目前的文献报道和临床实践中,HCC 放疗使用的剂量分割模式多种多样,暂无前瞻性研究对比不同剂量分割模式的疗效,因此,最佳剂量和分割模式尚无统一标准。美国放射肿瘤学会(American Society for Radiation Oncology,ASTRO)结合目前文献报道,对 HCC 放疗的剂量分割推荐如表 4-3,正常组织限量推荐如表 4-4。总体而言,对于局部晚期 HCC,一般采用 50~60Gy、1.8~2.0Gy 每次的常规分割模式。对于行 SBRT 治疗的患者,临床上需要结合患者的肝功能状况、病变的大小、数量、位置、正常器官的位置等因素进行选择。若肿瘤≤5cm,肝功能分级 Child-Pugh A 级时,多采用总剂量 30~50Gy,3~5 次完成;若肿瘤 >5cm,靠近胃肠道时单次剂量可以减少为 5~5.5Gy,共照射 10 次左右。对于 Child-Pugh B 级 7 分的 HCC 患者进行放疗时需要谨慎,同时需要调整处方剂量并进行更严格的危及器官剂量限制。

表 4-3　美国放射肿瘤学会 HCC 放疗剂量分割推荐

分割模式	总剂量 / 次数	BED_{10}
大分割	无肝硬化：40~60Gy/3~5F	72~180Gy
	Child-Pugh A 级：40~50Gy/3~5F	72~125Gy
	Child-Pugh B 级 7 分：30~40Gy/5F	48~72Gy
中等分割	45~67.5Gy/15F	59~98Gy
常规分割	50.4Gy/28F	59.47Gy
	60Gy/30F	72Gy

注：生物效应剂量(biological effective dose, BED)。

表 4-4　美国放射肿瘤学会 HCC 放疗正常组织限量推荐

正常组织	3F	5F	15F	≥20F
正常肝脏 无肝硬化	$D_{mean}<12\sim15Gy$ $\geq V_{700cc}<19Gy$	$D_{mean}<15\sim18Gy$ $\geq 7V_{700cc}<21Gy$	$D_{mean}<24Gy$	$D_{mean}<32Gy$
正常肝脏 Child-Pugh A 级	$D_{mean}<10\sim12Gy$	$D_{mean}<13\sim15Gy$ $\geq V_{700cc}<15Gy$	$D_{mean}<20Gy$	$D_{mean}<30Gy$
正常肝脏 Child-Pugh B 级 7 分	不推荐	$D_{mean}<8\sim10Gy$ $\geq V_{500cc}<10Gy$	$D_{mean}<16Gy$	$D_{mean}<24Gy$
中央胆管	$D_{0.03cc}<35.7Gy$	$D_{0.03cc}<40.5Gy$	—	—

续表

正常组织	3F	5F	15F	≥20F
胃	$D_{0.03cc}<22Gy$ $D_{10cc}<16.5Gy$	$D_{0.03cc}<32Gy$ $D_{10cc}<18Gy$	$D_{0.03cc}<42Gy$	$D_{0.03cc}<54Gy$ $V_{45Gy}<33.3\%$ $V_{40Gy}<66.7\%$
十二指肠	$D_{0.03cc}<22Gy$ $D_{5cc}<16.5Gy$	$D_{0.03cc}<32Gy$ $D_{5cc}<18Gy$	$D_{0.03cc}<45Gy$	$D_{0.03cc}<54Gy$
小肠	$D_{0.03cc}<25Gy$ $D_{5cc}<18Gy$	$D_{0.03cc}<32Gy$ $D_{5cc}<19.5Gy$	$D_{0.03cc}<45Gy$	$D_{0.03cc}<54Gy$ $V_{45Gy}<195cc$
大肠	$D_{0.03cc}<28Gy$ $D_{20cc}<24Gy$	$D_{0.03cc}<34Gy$ $D_{20cc}<25Gy$	$D_{0.03cc}<45Gy$	$D_{0.03cc}<60Gy$ $V_{55Gy}<5cc$ $V_{45Gy}<60cc$ $V_{35Gy}<150cc$ $V_{30Gy}<200cc$

注：1. D_{mean}：平均剂量；2. V_{XGy}：接受 XGy 或以上剂量照射的体积；3. D_{Xcc}：接受最大剂量的 Xcc 体积中的最小剂量。

第五节　临床疗效和不良反应

一、临床疗效

（一）SBRT 治疗小肝癌的疗效

手术和射频消融是小肝癌的主要治疗方式，对于因各种原因不适合或拒绝手术和射频消融治疗的小肝癌患者，SBRT 也可取得很好的局部控制（local control，LC）效果。

2016 年国内的一项研究报道了 SBRT 治疗 132 例小肝癌患者的疗效。该研究纳入肿瘤直径≤5cm，Child-Pugh 分级 A~B 级，不适合其他局部治疗或复发的患者。1 年局部控制率为 90.9%，5 年总生存（overall survival，OS）率为 64.3%。该研究取得的局部控制率和生存率与根治性手术和 RFA 作为一线治疗时的疗效接近，提示 SBRT 可作为有效的替代治疗方式。此外，SBRT 作为一线治疗手段在初治早期 HCC 中也有了一些探索。2020 年法国一项前瞻性研究探索了 SBRT 在初诊单发小肝癌中的疗效，43 例患者的 2 年局部控制率为 94%，2 年总生存率为 69%。在同一时期，日本进行的另外一项前瞻性研究中，36 例患者的 3 年总生存率为 78%，3 年局部控制率为 90%。其他相关研究结果如表 4-5。

表 4-5　SBRT 治疗小肝癌的部分研究

作者（发表时间）	研究性质	入组人群/例	病例特征	病灶大小	放疗剂量	近期疗效发生率	局部疗效	RFS率/PFS率	OS率
Su等（2016年）	回顾	132	1. 不适合手术或消融治疗 2. CP A~B 3. 病灶数目:1~3 4. 初治或复发	3.0cm（1.1~5.0cm）	42~46Gy/3~5F 28~30Gy/F	NR	2年LC率:84.1%	5年PFS率:36.4%	5年OS率:64.3%
Durand-Labrunie等（2020年）	II期	43	1. 不适合手术治疗 2. CP A~B 3. 病灶数量:1 4. 初治	2.8cm（1.0~6.0cm）	45Gy/3F	CR率:25% PR率:55% SD率:18% PD率:3%	2年LC率:94%	2年PFS率:48%	2年OS率:69%
Yoon等（2020年）	II期	50	1. 不适合其他治疗 2. CP A 3. 病灶数目:1~3 4. 既往治疗:96.0%	1.3cm（0.7~3.1cm）	45Gy/3F	CR率:84.9% PR率:7.5% SD率:5.7% PD率:0%	5年LC率:97.1%	5年RFS率:26.8%	5年OS率:77.6%
Kibe等（2020年）	回顾	初治:245 挽救:144	1. 不适合手术或RFA 2. CP A~B 3. 病灶数目:1~3	初治:2.0cm（1.0cm~5.6cm） 挽救:2.3cm（1.0cm~6.2cm）	35~40Gy/5F	NR	3年LRR 初治:2.8% 挽救:11.1%	NR	3年OS率 初治:71.5% 挽救:66.1%
Kimura等（2021年）	前瞻	36	1. 不适合手术治疗或RFA 2. CP≤7 3. 病灶数量:1 4. 初治	2.3cm（1cm~5cm）	40Gy/5F	NR	3年LC率:90%	NR	3年OS率:78%

注:1. SBRT:体部立体定向放疗;2. RFS:无复发生存期;3. PFS:无进展生存期;4. OS:总生存期;5. CP:Child-Pugh;6. NR:未报告;7. LC:局部控制;8. CR:完全缓解;9. PR:部分缓解;10. SD:疾病稳定;11. PD:疾病进展;12. RFA:射频消融;13. LRR:局部复发率。

在目前的报道中,SBRT 无论在初治患者还是在复发、残存患者中均展现出很好的局部疗效,多数研究的 3 年局部控制率在 85% 以上,前瞻性研究中的长期生存情况也不劣于目前标准一线治疗手段,说明 SBRT 作为小肝癌患者手术、消融等一线治疗手段的替代治疗方案已有较为充足的依据。

（二）放疗联合 TACE 在不可手术的 HCC 中的疗效

TACE 是不可手术局部晚期 HCC 的常用治疗手段。然而,HCC 大多具有肝动脉和门静脉的双重血供,因此 TACE 治疗难以达到肿瘤完全缺血坏死。现有证据表明,TACE 联合放疗在内的综合治疗可改善这类患者的疗效。2015 年 Huo 等发表的 Meta 分析对比了 TACE 联合放疗与单纯 TACE 治疗不可手术 HCC 患者的疗效,共纳入 25 项研究的 2 577 例 HCC 患者。结果显示,放疗联合 TACE 治疗提高了近期客观反应率和长期生存,放疗联合 TACE 组的中位总生存期为 22.7 个月,明显优于单纯 TACE 组的 13.5 个月。但放疗联合 TACE 治疗增加了胃肠道溃疡和肝脏毒性的发生率。表 4-6 汇总了近年来放疗联合 TACE 治疗的疗效报道。结合目前证据,对于不可手术的 HCC 患者而言,放疗联合 TACE 治疗可取得较单纯 TACE 治疗更佳的疗效。

（三）门静脉癌栓放疗的疗效

HCC 患者合并癌栓是主要的不良预后因素之一,如仅行支持治疗,生存期仅有 2~4 个月。放疗是癌栓的有效局部治疗手段,包括放疗在内的综合治疗在合并癌栓的 HCC 患者中取得了很好的疗效。2018 年韩国的一项随机对照研究比较了放疗联合 TACE 和单纯索拉非尼在合并癌栓 HCC 患者中的疗效,结果提示,放疗联合 TACE 在无进展生存期(progression-free survival,PFS),客观反应率,总生存上均优于索拉非尼治疗。此外,近期的一项网状 Meta 分析也提示,对于合并门静脉癌栓的晚期 HCC 患者,放疗联合 TACE 或肝动脉灌注化疗(hepatic arterial infusion chemotherapy,HAIC)相较于单纯放疗、介入治疗、索拉非尼治疗有着更佳的疗效。表 4-7 汇总了近年来放疗在合并癌栓 HCC 中的疗效报道。总体而言,接受放疗可取得 30%~50% 的客观有效率,采用包括放疗在内的综合治疗可延长中位生存期为 10~15 个月。

表 4-6　放疗联合 TACE 治疗不可手术 HCC 的部分研究

作者（发表时间）	研究性质	样本量	病例特征	剂量/单次剂量	近期疗效发生率	局部疗效或 PFS 率	OS 率
Oh 等（2010 年）	前瞻性	40	1. 不可手术 HCC 2. CP≤7 分	30~54Gy/ 2.5~5Gy	CR 率:20.9% PR 率:41.9%	—	1 年 OS 率:72.0% 2 年 OS 率:45.6% mOS:19.0 个月
Choi 等（2014 年）	前瞻性	31	1. 不可手术 HCC 2. BCLC B 或 C 期 3. CP A~B 级	46~59.4Gy/ 1.8~2Gy	CR 率:19.4% PR 率:45.1%	2 年 IFPFS 率:45.2% 2 年 PFS 率:29.0%	2 年 OS 率:61.3%
Chen 等（2014 年）	回顾性	TACE: 80 例 TACE+ RT:78	1. 不可手术 HCC 2. Ⅲ～Ⅳ 期 3. CP A 级	50~62Gy/ 2~2.5Gy	TACE CR 率:2.5% PR 率:51.3% TACE+RT CR 率:11.5% PR 率:62.8%	—	TACE 3 年 OS 率:16.3% mOS:17.8 个月 TACE+RT 3 年 OS 率:25.6% mOS:19.4 个月
Wang 等（2016 年）	回顾性	54	1. 不可手术 HCC 2. CP A 级	44~70Gy	CR 率:20.4% PR 率:44.4%	3 年 PFS 率:14.6% mPFS:10.5 个月	3 年 OS 率:36.7% mOS:20.2 个月

注:1. TACE:经导管肝动脉化疗栓塞;2. HCC:肝细胞癌;3. PFS:无进展生存期;4. OS:总生存期;5. CP:Child-Pugh;6. CR:完全缓解;7. PR:部分缓解;8. mOS:中位生存期;9. BCLC:巴塞罗那那临床肝癌分期;10. IFPFS:无野内进展生存;11. RT:放疗;12. mPFS:中位无进展生存期。

表 4-7 放疗在合并癌栓 HCC 中的部分研究

作者（发表时间）	研究性质	样本量/例	病例特征	剂量/单次剂量	近期疗效发生率	局部疗效发生率或PFS率	OS率
Wu 等（2016年）	回顾性	RT：68 RT+TACE：40	1. HCC 合并 PVTT 2. CP A~B 级	28~63Gy/ 2~8Gy	RT CR率：8.8% PR率：26.5% RT+TACE CR率：12.5% PR率：37.5%	—	RT 2年OS率：12.0% mOS：7个月 RT+TACE 2年OS率：18.8% mOS：13个月
Im 等（2017年）	多中心回顾性	985 （66.7%联合其他治疗）	1. HCC 合并 PVTT 2. CP A~B 级	12~66Gy/ 1.8~17Gy	PVTT CR率：6.1% PR率：45.7% 原发灶 CR率：4.7% PR率：48.1%	2年PVTT进展率：36.0%	2年OS率：21.6% mOS：10.2个月
Yoon 等（2018年）	随机对照	RT+TACE：45 索拉非尼：45	1. HCC 合并 PVTT 2. CP A 级	45Gy/2.5~ 3.0Gy	RT+TACE CR率：0% PR率：33.3% 索拉非尼 CR率：0% PR率：2.2%	RT+TACE 2年PFS率：55.6% 索拉非尼 2年PFS率：7.4%	RT+TACE 1年OS率：55.4% mOS：55周 索拉非尼 1年OS率：44.4% mOS：43周
Guo 等（2022年）	随机对照	RT+TACE：60 TACE+RT：60	1. 不可手术 HCC 合并 PVTT 2. CP≤7分	50Gy/ 2~3Gy	RT+TACE CR率：1.7% PR率：45.0% TACE+RT CR率：1.7% PR率：30.0%	RT+TACE 2年PFS率：10.0% mPFS：6.6个月 TACE+RT 2年PFS率：6.7% mPFS：4.2个月	RT+TACE 3年OS率：15.6% mOS：15.4个月 TACE+RT 3年OS率：4.7% mOS：11.5个月

注：1. HCC：肝细胞癌；2. PFS：无进展生存；3. OS：总生存期；4. RT：放疗；5. TACE：经导管肝动脉化疗栓塞；6. PVTT：门静脉癌栓；7. CP：Child-Pugh；8. CR：完全缓解；9. PR：部分缓解；10. mOS：中位生存期；11. mPFS：中位无进展生存。

二、不良反应

HCC 放疗期间常见的急性不良反应主要包括乏力、胃肠道反应、骨髓抑制、肝功能损伤等，严重者可出现消化道溃疡甚至出血。上述急性期不良反应以对症治疗为主，多数急性不良反应在治疗后可以恢复。

放射性肝病（radiation-induced liver disease，RILD）是放疗后发生的一种严重并发症，是肝脏放疗主要的剂量限制性毒性反应之一。RILD 可分为典型性和非典型性两种。典型性 RILD 大多发生在放疗后 4 个月内，疾病发展迅速，患者在短期内迅速出现大量非黄疸性腹腔积液和肝脏肿大，伴碱性磷酸酶升高 > 正常值上限 2 倍。三维放疗年代对正常肝脏的剂量限制更加严格，典型性 RILD 相对少见。非典型性 RILD 大多数发生在放疗后 3 个月内，定义为仅有肝脏功能的损伤，如转氨酶升高 > 正常值上限 5 倍、肝功能 Child-Pugh 评分增加 ≥2 分，而无肝脏肿大和腹腔积液。诊断 RILD 需要有明确的放疗史，并排除肿瘤进展、病毒性肝炎或药物引起的临床症状和肝功能损伤。RILD 重在预防，在治疗前应充分评估患者的基础疾病和肝脏功能，设计放疗计划时，尽可能减少正常肝脏的受照体积和受照剂量。RILD 发生后应给予较强的对症支持治疗和保肝治疗，包括糖皮质激素、利尿剂、保肝药等，必要时反复抽取腹水并补充人血白蛋白。

第六节　临床研究进展

一、围手术期放疗

手术是 HCC 重要的治疗手段之一，肝切除术和肝移植是 HCC 的根治性治疗手段。然而，部分多数患者确诊时已是中晚期，缺乏手术条件；在进行根治性手术之后，术后复发率也较高。因此，围手术期的辅助治疗至关重要。近年来，围手术期放疗有了较多值得关注的进展，体现在术前放疗和术后放疗两个方面。

（一）术前放疗

中央型肝癌的手术难度大，单纯手术难以完全切除肿瘤或获得充足切缘，术后失败风险高。近期一项前瞻性 Ⅱ 期临床研究探索了新辅助放疗联合手术在中央型肝癌患者中的疗效。研究共纳入 38 例中央型肝癌患者，先接受 50~60Gy/25~30F 的放疗，放疗后 4~12 周行手术治疗。术后 34.2% 的患者获得主要病理学缓解,13.2% 的患者达到完全病理缓解。长期随访结果显示,5 年总生存率为 69.1%,5 年无病生存率为 41.0%。新辅助放疗未明显增加手术难度或手术并发症。该研究提示,新辅助放疗联合手术治疗中央型肝癌疗效和耐受性良好,具有前景。

合并门静脉癌栓(portal vein tumor thrombus,PVTT)的 HCC 患者大多预后较差。对于部分可手术的患者,手术切除可带来较好的预后,然而,术后复发率很高。鉴于 PVTT 对放疗有较高的敏感性,我国学者开展了一项多中心随机对照研究,对比术前放疗联合手术和单纯手术治疗可切除 PVTT 患者的疗效。该研究中两组分别纳入 82 例患者,放疗剂量为 18Gy/6F,放疗后病理部分缓解率达为 20.7%。放疗显著提高了患者的总生存(2 年总生存率为 27.4% vs.9.4%)和无病生存期(2 年无病生存率为 13.3% vs.3.3%),且未增加手术并发症及术后死亡率。

（二）术后放疗

窄切缘(<1cm)是 HCC 术后的不良预后因素之一,但碍于肿瘤位置、患者的基础肝病、肝功能和手术技术等,充足切缘有时难以保证,单纯手术疗效较差。对于窄切缘术后的患者,辅助放疗可能有获益。近年一项前瞻性 II 期临床研究纳入了 76 例窄切缘术后的 HCC 患者,接受中位剂量 60Gy 的辅助放疗后,全组患者 5 年总生存率为 72.2%,5 年无病生存率为 51.6%,患者耐受性良好,没有患者出现边缘复发。该研究提示,术后放疗对于窄切缘术后的 HCC 患者有效且安全,是可改善这类患者预后的治疗手段。

微血管侵犯(microvascular invasion,MVI)是 HCC 术后的另一项不良预后因素。据报道,MVI 阳性和阴性患者 3 年无复发生存(recurrence-free survival,RFS)率分别为 12% 和 48%,3 年总生存率分别为 16% 和 58%。国内王维虎教授团队深入探索了术后放疗在术后 MVI 阳性 HCC 患者中的疗效。早期回顾性研究提示,术后放疗相较于 TACE 治疗可提高 RFS 和总生存期。在此基础上开展的前瞻性研究同样证实了术后放疗在这组患者中的价值。该研究共纳入了 59 例术后 MVI 阳性的 HCC 患者,29 例接受术后辅助放疗,30 例仅接受抗病毒治疗和营养支持治疗。结果提示,放疗组 3 年 RFS 和总生存率分别为 63.4% 和 80.7%,显著优于对照组的 36.1% 和 50.0%。这提示术后放疗可作为 MVI 阳性 HCC 患者的有效辅助治疗手段。

二、放疗联合免疫治疗

IMbrave150 研究确立了免疫联合靶向在晚期 HCC 中的一线治疗地位,标志着 HCC 的治疗进入免疫靶向治疗时代。基础研究证实放疗联合免疫治疗可以互相增效。在此基础上,已有数项研究报道了放疗联合免疫治疗在 HCC

患者中的应用。早在 2019 年，Chiang 等就报道了 5 例不可手术 HCC 患者接受 SBRT 联合纳武利尤单抗治疗，结果提示客观缓解率达 100%。Dong 等的研究纳入 38 例不可手术 HCC 患者，其中大部分为晚期、多程治疗后的患者，经放疗联合免疫治疗后，客观反应率为 28.9%，中位无进展生存期为 5.6 个月，中位总生存期为 12.9 个月。Su 等在一项回顾性研究中进一步分析了在免疫治疗和抗血管生成治疗的基础上加入放疗的疗效，该研究共纳入 197 例患者，其中 143 例接受免疫治疗和抗血管生成治疗，54 例接受免疫治疗和抗血管生成治疗联合放疗。经倾向性评分匹配，加入放疗提高了患者的中位无进展生存期（8.7 个月 *vs.*5.4 个月）和中位总生存期（18.5 个月 *vs.*12.6 个月）。以上结果说明放疗联合免疫治疗在实际临床实践中也取得了较好的疗效。但目前放疗联合免疫治疗在 HCC 中的报道仍较少，证据级别较低，亟需前瞻性研究的结果来明确放疗联合免疫治疗在 HCC 患者中的价值。

（王维虎　胡德胜　吴德华　王洪智　郑宣）

■ 参 考 文 献 ■

[1] SUNG H, FERLAY J, SIEGEL R L, et al. Global Cancer Statistics 2020：GLOBOCAN Estimates of Incidence and Mortality Worldwide for 36 Cancers in 185 Countries[J]. CA Cancer J Clin, 2021, 71（3）: 209-249.

[2] RIM C H, KIM H J, SEONG J. Clinical feasibility and efficacy of stereotactic body radiotherapy for hepatocellular carcinoma: A systematic review and meta-analysis of observational studies[J]. Radiother Oncol, 2019, 131: 135-144.

[3] KIM N, CHENG J, JUNG I, et al. Stereotactic body radiation therapy vs. radiofrequency ablation in Asian patients with hepatocellular carcinoma[J]. J Hepatol, 2020.

[4] CHEN B, WU J X, CHENG S H, et al. Phase 2 Study of Adjuvant Radiotherapy Following Narrow-Margin Hepatectomy in Patients With HCC[J]. Hepatology, 2021, 74（5）: 2595-2604.

[5] HUO Y R, ESLICK G D. Transcatheter Arterial Chemoembolization Plus Radiotherapy Compared with Chemoembolization Alone for Hepatocellular Carcinoma: A Systematic Review and Meta-analysis[J]. JAMA Oncol, 2015, 1（6）: 756-765.

[6] WU F, CHEN B, DONG D, et al. Phase 2 Evaluation of Neoadjuvant Intensity-Modulated Radiotherapy in Centrally Located Hepatocellular Carcinoma: A Nonrandomized Controlled Trial[J]. JAMA Surg, 2022, 157（12）: 1089-1096.

[7] 中华人民共和国国家卫生健康委员会医政医管局. 原发性肝癌诊疗指南（2022 年版）[J]. 中华消化外科杂志, 2022, 21（2）: 143-168.

[8] 中国医师协会放射肿瘤治疗医师分会, 中华医学会放射肿瘤治疗学分会, 中国抗癌协会肿瘤放射治疗专业委员会. 中国原发性肝细胞癌放射治疗指南（2020 年版）[J]. 国际肿瘤学杂志, 2021, 48（1）: 1-10.

[9] SU T S, LIANG P, LU H Z, et al. Stereotactic body radiation therapy for small primary or recurrent hepatocellular carcinoma in 132 Chinese patients [J]. J Surg Oncol, 2016, 113 (2): 181-187.

[10] DURAND-LABRUNIE J, BAUMANN A S, AYAV A, et al. Curative Irradiation Treatment of Hepatocellular Carcinoma: A Multicenter Phase 2 Trial [J]. Int J Radiat Oncol Biol Phys, 2020, 107 (1): 116-125.

[11] HUO Y R, ESLICK G D. Transcatheter Arterial Chemoembolization Plus Radiotherapy Compared With Chemoembolization Alone for Hepatocellular Carcinoma: A Systematic Review and Meta-analysis [J]. JAMA Oncol, 2015, 1 (6): 756-765.

[12] LI M F, LEUNG H W, CHAN A L, et al. Network meta-analysis of treatment regimens for inoperable advanced hepatocellular carcinoma with portal vein invasion [J]. Ther Clin Risk Manag, 2018, 14: 1157-1168.

[13] CHIANG C L, CHAN A C Y, CHIU K W H, et al. Combined Stereotactic Body Radiotherapy and Checkpoint Inhibition in Unresectable Hepatocellular Carcinoma: A Potential Synergistic Treatment Strategy [J]. Front Oncol, 2019, 9: 1157.

[14] DONG D, ZHU X, WANG H, et al. Prognostic significance of albumin-bilirubin score in patients with unresectable hepatocellular carcinoma undergoing combined immunotherapy and radiotherapy [J]. J Med Imaging Radiat Oncol, 2022, 66 (5): 662-670.

[15] SU K, GUO L, MA W, et al. PD-1 inhibitors plus anti-angiogenic therapy with or without intensity-modulated radiotherapy for advanced hepatocellular carcinoma: A propensity score matching study [J]. Front Immunol, 2022, 13: 972503.

[16] WONG T C, LEE V H, LAW A L, et al. Prospective Study of Stereotactic Body Radiation Therapy for Hepatocellular Carcinoma on Waitlist for Liver Transplant [J]. Hepatology, 2021, 74 (5): 2580-2594.

[17] WU F, CHEN B, DONG D, et al. Phase 2 Evaluation of Neoadjuvant Intensity-Modulated Radiotherapy in Centrally Located Hepatocellular Carcinoma: A Nonrandomized Controlled Trial [J]. JAMA Surg, 2022, 157 (12): 1089-1096.

[18] CHEN B, WU J X, CHENG S H, et al. Phase 2 Study of Adjuvant Radiotherapy Following Narrow-Margin Hepatectomy in Patients With HCC [J]. Hepatology, 2021, 74 (5): 2595-2604.

[19] WANG L, WANG W, RONG W, et al. Postoperative adjuvant treatment strategy for hepatocellular carcinoma with microvascular invasion: a non-randomized interventional clinical study [J]. BMC Cancer, 2020, 20 (1): 614.

第五章

胰腺癌放射治疗

第一节 概　　述

胰腺癌是致死性极高、预后很差的消化系统恶性肿瘤。美国最新流行病学统计表明,虽然胰腺癌发病率不及肺癌及其他消化系统恶性肿瘤,但在男性和女性的癌症死亡率中均位列第四,5 年生存率仅约 12%。此外,胰腺癌在男性和女性中的发病率以每年 2.8% 和 1.3% 比例上升。绝大部分患者在初次就诊时,即为局部晚期不可切除或晚期转移性胰腺癌;仅 20% 的患者在初诊时适合立即接受根治性手术。对于这些局部晚期或晚期胰腺癌患者,放疗可以作为局部治疗的首选方法或主要治疗方法之一。胰腺癌放疗的方法除了调强放疗外,立体定向放射治疗(stereotactic radi-otherapy,SBRT)作为一种新的技术,目前正逐步用于胰腺癌的治疗中。SBRT 可以在每次治疗过程中精准地给予靶区高剂量照射。此外,该技术的优势还包括呼吸控制、影像引导下实时追踪、高适形等。本章将就胰腺癌放疗相关内容进行阐述。

第二节 技 术 流 程

对于胰腺癌治疗前准备工作,主要包括以下内容。

一、实验室检查

（一）常规检查
血常规、尿常规、肝肾功能、凝血功能等,需要重点关注肝功能的变化,特别是肿瘤阻塞胆管时。

（二）肿瘤标志物

与胰腺癌诊断相关的肿瘤标志物有 CA19-9、CEA 等，其中 CA19-9 是胰腺癌患者最重要的肿瘤标志物。

二、影像学检查

胰腺癌一般采用腹部 CT 增强扫描或者 MRI 增强扫描，超声下经皮或超声内镜下检查并获取肿瘤组织送病理检查。全身检查主要评估是否存在身体其他部位转移，包括胸部 CT、浅表淋巴结超声、PET/CT、ECT 等检查。

（一）CT 增强扫描

CT 增强扫描能较好地显示胰腺肿物的大小、部位、形态、内部结构及与周围结构的关系，是分期的首选手段。

（二）MRI 增强扫描

胰腺癌最常见的转移部位是肝脏，MRI 图像在判断肝转移方面具有优势。另外，在有些病变难以定性时，在 CT 基础上加做 MRI 检查可以补充 CT 影像的不足；磁共振胰胆管成像（magnetic resonance cholangiopancreatography，MRCP）对于确定胆道有无梗阻及梗阻部位、梗阻原因具有明显优势。

（三）PET/CT

PET/CT 作为一种功能影像检查，可判断肿瘤代谢情况，较 CT 能更好地判断肿瘤恶性程度及肿瘤转移情况。

（四）胃镜

胃镜有助于明确肿瘤对于胃、十二指肠的侵犯情况，并方便判断放疗后损伤。

（五）超声

超声能够发现转移的浅表淋巴结，有助于明确分期；在体表超声或超声内镜引导下，对病变部位进行穿刺活检，取得标本做组织病理学或细胞学检测，有助于确定胰腺癌的诊断。

三、病理学检查

组织病理学和 / 或细胞学是确诊胰腺癌的唯一依据，应尽可能地在抗肿瘤治疗前获得病理学检查结果。考虑临床实际情况，有时无法获得病理时，可结合病史、临床表现、实验室检查和影像学检查，由多学科会诊讨论后做出临床初步诊断。

获取病理的方法：手术活检、穿刺活检术（影像引导下经皮穿刺或超声内镜引导下穿刺）、脱落细胞学检查。

胰腺癌放疗技术流程，如图 5-1 所示。

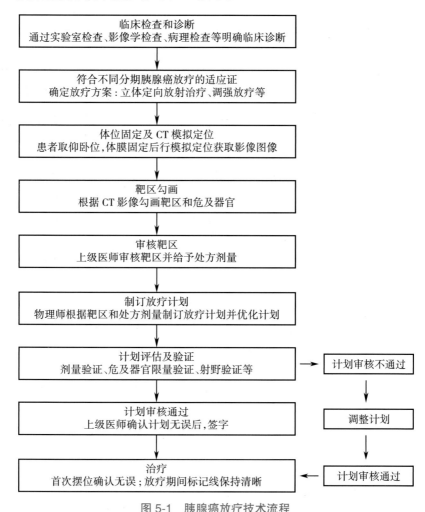

图 5-1 胰腺癌放疗技术流程

第三节 靶区勾画

胰腺癌 SBRT 的靶区根据放疗设备不同，勾画模式略有所不同。因此本节以实施 SBRT 的设备和直线加速器为例，分别阐述胰腺癌 SBRT 和调强放疗的靶区的方法。

原发肿瘤靶区（gross tumor volume, GTV），淋巴结肿瘤靶区（gross tumor volume of the lymph node, GTVnd），临床靶区（clinical tumor volume, CTV），计划靶区（planning tumor volume, PTV）。

一、SBRT 靶区勾画

由于 SBRT 采用多种追踪模式及影像引导技术，因此 SBRT 治疗的靶区中一般不勾画内靶区。GTV 是包含影像学上可见的肿瘤病灶。CTV 是在 GTV 基础上外扩形成的区域。考虑到胰腺癌肿瘤组织的特殊性，CTV 需要包含邻近血管的纤维组织，其在 CT 上呈血管周边边界模糊、灰色的组织。这些纤维组织，包含胰腺星形细胞、纤维增生和炎症反应的区域，是促进胰腺癌细胞增殖、转移的重要因素。此外，肿瘤与血管邻近区域（tumor-vessel interface, TVI），是胰腺癌局部复发的高危区域。如果邻近肿瘤的血管（一般考虑 5mm 以内）无法确定是会否被侵犯，建议将其纳入 CTV 中。澳大利亚胃肠临床研究协作组和澳大利亚 - 新西兰跨塔斯曼海肿瘤放射治疗协会的共识对 TVI 的定义：GTV 外扩 5mm 所包含的血管和肿瘤与血管间的区域，这些血管包括腹腔干、肠系膜上动脉、肝总动脉、胃左动脉、肠系膜上静脉、门静脉、脾静脉或腹主动脉。因此，在外扩 GTV 时，这些血管与 GTV 距离小于 5mm 的部分，均需要归入 CTV；而对于门静脉或腹主动脉，由于这些血管的管径较大，因此 CTV 仅需要包括 5mm 以内的部分血管，对超过 5mm 之外的血管，无须归入 CTV（图 5-2、图 5-3）。在 CTV 基础上，外扩 5mm 形成 PTV。此外，一项基于 SBRT 治疗后复发模式的研究表明，局部复发灶在原发灶基础上，不同方向上呈现非均匀复发增长形态，因此对于 GTV 外扩形成 CTV，在一定条件下，可能需要采取非均匀外扩的模式。

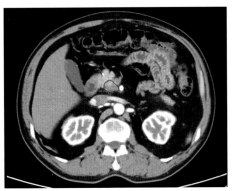
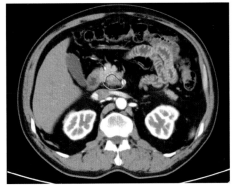

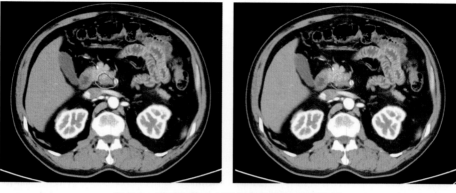

图 5-2 胰腺（胰头）癌 SBRT 靶区勾画方法

GTV：红线包含区域；TVI：GTV 外扩 5mm 形成的绿线区域，即 CTV；黄色区域：被 TVI 包绕的血管部分。

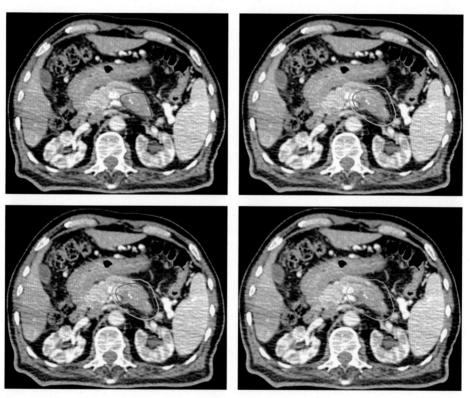

图 5-3 胰腺（胰尾）癌 SBRT 靶区勾画方法

GTV：红线包含区域；TVI：GTV 外扩 5mm 形成的绿线区域，即 CTV；黄色区域：被 TVI 包绕的血管部分。

二、调强放疗靶区勾画

对于局部晚期胰腺癌，如果做根治性同步放化疗，选择性淋巴结照射需要基于一定条件下才能推荐使用（2019 ASTRO）。MSKCC、MD. Anderson 癌症中心、RTOG 等单位通常采用选择性淋巴结照射，而美国密西根大学、日本等国家的放疗中心通常采用累及野照射原则。

（一）局部晚期胰腺癌放疗靶区图示

该患者为局部晚期不可切除胰腺癌，分期 cT4N2M0 Ⅲ期，本病例因为转移淋巴结较多采用选择性淋巴结照射（图 5-4）。

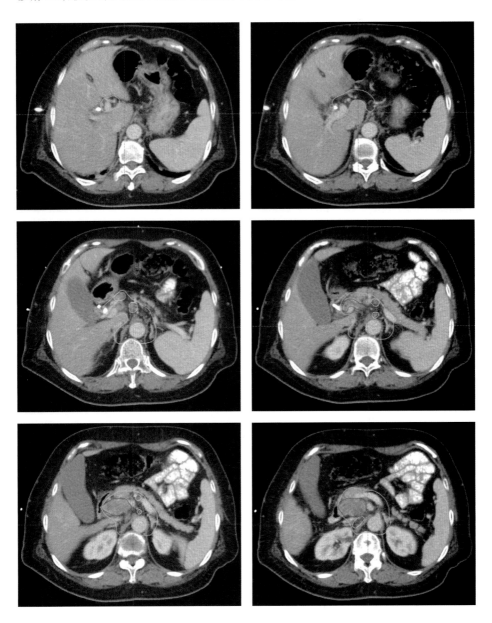

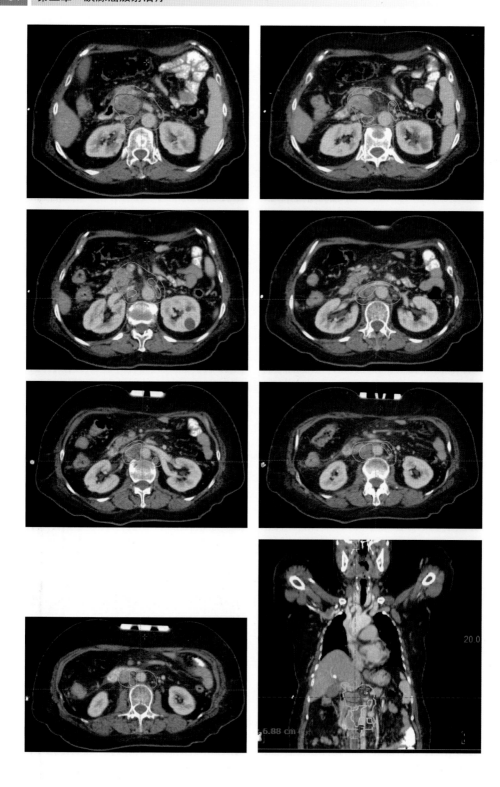

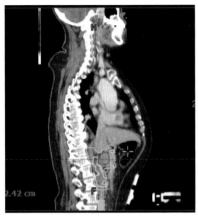

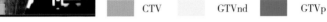

CTV　　　GTVnd　　　GTVp

图 5-4　局部晚期胰腺癌调强放疗靶区勾画方法

1. **GTVp**　结合定位增强 CT 和增强 MRI 勾画胰腺肿物,胰腺实质或门静脉期所示胰腺的低密度区域。充分利用定位增强 CT 的三期扫描和增强 MRI 不同序列图像,同时应综合考虑所有可用的诊断成像,包括诊断性 CT、MRI、FDG-PET/CT 和内窥镜检查(评估十二指肠受累)。

2. **iGTV**　使用 4D-CT 或 4D-MRI 技术,可以在多个呼吸周期中勾画肿瘤的轮廓,从而创建靶区。但 4D-CT 或 4D-MRI 可能无法清楚显示胰腺肿瘤,可以使用对比增强的 4D-CT,有助于提高图像质量。若已经植入金标,则可测量 GTV 附近金标的运动;或勾画整个胰腺或只勾画胰腺肿瘤非常明显的一层以此来推测 GTV 运动,用于创建 iGTV,也可以通过 Cine MR 确定 iGTV。

3. **GTVnd**　结合 CT 增强扫描和 MRI 增强扫描勾画转移淋巴结,充分利用好 CT 增强扫描的三期扫描和 MRI 增强扫描不同序列,同时应综合考虑所有可用的诊断成像,包括诊断性 CT、MRI 或 FDG-PET/CT。上述患者肝门、腹主动脉旁、胰周、腹腔干等有转移淋巴结。

4. **CTVp**　考虑到胰腺肿瘤外侵明显,尤其是邻近血管的嗜血管性,同时 CT 或 MRI 会低估其外侵范围,建议 iGTV 外放 5~10mm 为 CTV,包括邻近的血管以及邻近的正常组织,然后将此扩展到淋巴结区域 CTV。邻近的血管通常指肠系膜上动脉、腹腔干、肝总动脉、胃左动脉、肠系膜上静脉、门静脉、脾静脉、主动脉等。

5. **CTVn**　淋巴结的 CTV 外放通常不推荐,如果做选择性淋巴照射,对于胰头肿瘤,需要包括胰十二指肠、肝门、肝总动脉、腹主动脉旁(16a1 和 16a2)、腹腔干、肠系膜上血管旁淋巴引流区。对于胰腺体尾部肿瘤,则包括肝总动脉淋巴结、腹腔干淋巴结、肝十二指肠韧带淋巴结、肠系膜上动脉淋巴结、腹主动脉旁淋巴结(16a1 和 16a2)、胰腺下方淋巴结、脾动脉区域淋巴结。

如果选择累及野照射原则,则不设 CTVn。

6. PTV　如果使用 4D-CT,根据各自中心的摆位误差及是否应用每日图像引导放疗,采用 3~10mm 外放作为内靶区(internal target volume, ITV)外放至 PTV。

在没有 4D-CT 的情况下,建议 GTV 的前、后、两侧缘外放 1.5cm,上下缘外放至少 2cm 形成 PTV。

（二）临界可切除胰腺癌术前放疗靶区图示

该患者为局部晚期临界可切除胰腺癌,临床分期为 cT4N0M0 Ⅲ期,采用的是累及野照射原则(图 5-5)。

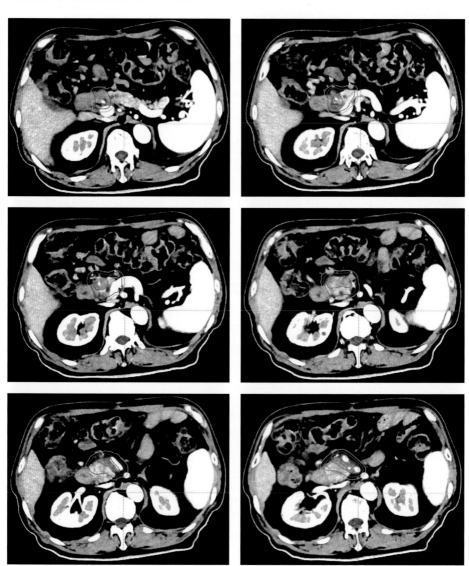

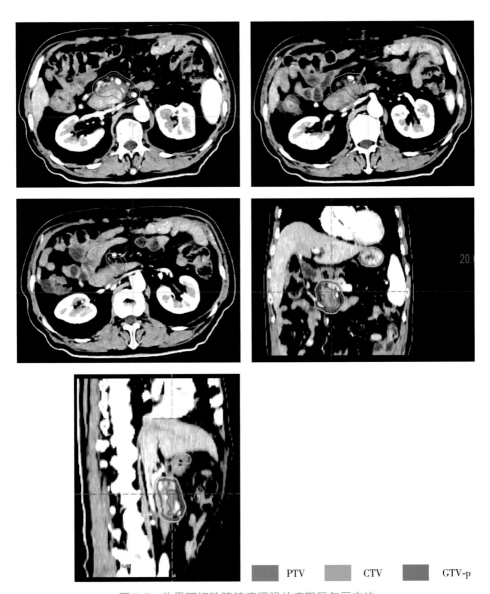

PTV   CTV   GTV-p

图 5-5　临界可切除胰腺癌调强放疗靶区勾画方法

GTV：胰腺肿物；CTV：GTV 外扩 5mm 形成，包括 5mm 内的肠系膜上动脉、腹腔干、肝总动脉、胃左动脉、肠系膜上静脉、门静脉、脾静脉、主动脉；PTV：CTV 外扩 3mm 形成（该患者应用 MRI 加速器，每日有 MRI 图像引导，因此外放 3mm）。

第四节 照射技术与剂量分割

胰腺癌放疗可采用 SBRT 或调强放疗,因此两者的剂量和照射技术也有所不同。

首先分别阐述 SBRT 和调强放疗的照射技术,SBRT 以射波刀为例。

一、射波刀相关技术流程

（一）定位

在治疗前,建议在肿瘤内或周围植入至少 1 枚金标（最好 3 枚不同空间维度的金标）。射波刀系统支持 CT、MRI、PET 等多模态影像序列的导入,其主图像（剂量计算用）必须为非增强 CT。定位 CT 的扫描条件:轴扫或 1∶1 螺距螺旋扫;层厚 1.0~1.5m 无间隔扫描;电压 120kVp,电流 >400mAs。

MRI 扫描时,尽可能与 CT 扫描条件相同,以便与初级图像融合;1.0~3.0mm 层厚,不支持可变厚度。

（二）融合

一共最多支持 6 组图像。主图像为 CT（1 组序列）,辅助图像可支持最多 3 组 CT、3 组 MRI、3 组 PET、3 组 XA,合计同时最多 5 组辅助图像序列。

（三）追踪方式

射波刀系统包含 5 种追踪方式。

1. 6D-skull（颅骨）追踪方式用于颅内肿瘤治疗。

2. Xsight Spine（椎体）追踪方式用于颈椎、胸椎、腰椎、骶尾骨肿瘤和椎旁肿瘤治疗。

3. Fiducial（金标）追踪方式用于远离椎体而且不受呼吸运动影响的肿瘤治疗。

4. Synchrony（同步）追踪方式用于受患者呼吸运动影响的肺部、肝脏、胰腺等肿瘤治疗。

5. Xsight Lung（肺）追踪方式用于治疗肺部肿瘤,直接跟踪肿瘤,受肿瘤大小、位置限制（肿瘤最大径≥15mm 同时肿瘤至少 1 侧 DRR 实时图像不应被心脏、椎体等所遮挡）。

（四）计划设计

射波刀治疗计划系统内置了等中心计划、适形计划和顺序优化计划。顺序优化计划可以通过设置目标参数实现更为方便的逆向优化,应用范围最为广泛。优化时可分别针对靶区和危及器官设置不同的函数,剂量及射束优化完成后,使用高精度剂量计算后进行计划评估。

（五）治疗

射波刀利用二维正交 kV 级影像引导系统获得患者的实时影像,并与定位 CT 生成的 DRR 原始计划图像进行对比,同时结合追踪系统提供的信息,通过自动跟踪调整机械臂的照射角度与幅度,修正整体的治疗误差,精确实现亚毫米级的肿瘤立体定向放射治疗。

二、调强放疗相关技术流程

（一）定位前准备

患者定位前应禁食超过 3 个小时,以确保器官充盈度变化较小。是否使用口服造影剂由医生决定,其可增加胰腺和胃 / 十二指肠的对比度,水可以帮助观察十二指肠和移位十二指肠侧壁。

（二）体位固定

患者采取仰卧位,采用真空负压袋进行体位固定,手臂举过头顶,在患者耐受的情况下,将十字位置定于上腹部。

（三）定位和扫描技术

建议患者采用 CT 及 MRI 双影像定位,如果没有采用呼吸控制技术,强烈推荐 4D-CT 进行呼吸运动评估,构建个体化 ITV。对于姑息或术后放疗,可不必推荐呼吸运动评估。胰腺肿瘤受呼吸、胃肠道充盈程度、脏器的相对位置变化、胃肠道蠕动等因素的影响,对于接受常规分割放疗,在自由呼吸下如果肿瘤运动 >1cm,推荐采用呼吸控制技术,如深吸气屏气技术、自主呼吸控制技术或腹压等,对于呼吸运动控制,呼气末重复性可能好于吸气末。

推荐增强 CT 三期扫描（动脉期、胰腺期、门静脉期）。动脉晚期（25~35 秒）、门静脉期（55~70 秒）提供解剖细节,胰腺实质期（45~50 秒）可作为门静脉期一部分。如果只有一期扫描,优先考虑胰腺实质期。门静脉期扫描更易识别血管结构,尤其适用于选择性照射淋巴结时。扫描层厚≤3mm,范围从第 10 胸椎（T10）到骨盆。

MRI 扫描:大孔径 MRI 平扫 + 增强定位,扫描范围同 CT。

图像融合:定位增强 CT 与定位 MRI 进行图像融合。

推荐放疗技术包括 IMRT 和 VMAT。对于常规分割放疗,强烈推荐每日影像引导放疗,通常骨性结构或手术银夹不是优选的腺肿瘤位置的参考标识。如果应用影像引导,需要考虑放疗分次内靶区外放,应联合动态影像 + 每日 2D 或 3D 影像引导以减少呼吸运动或放疗分次内呼吸运动导致位移的影响。

三、放疗剂量

对于放疗剂量,首先以 SBRT 为例。由于不同分期的胰腺癌放疗的目的不同,因此放疗剂量也有所区别。

(一)临界可切除胰腺癌新辅助治疗的剂量

对于临界可切除胰腺癌,SBRT 正成为新辅助治疗的重要方法。临床研究表明,在新辅助 SBRT 中,除了对肿瘤进行照射,也可以对肿瘤邻近血管的区域同步加量。但由于这些研究非大样本研究,因此在目前临床治疗中,对肿瘤邻近血管的区域同步加量需要谨慎。肿瘤的放疗剂量为 25~35Gy/5F(鉴于国内中心分割次数多采用 3~8 次,因此可以将生物有效剂量(biolgically effective dose,$\alpha/\beta=10$,BED_{10})换算至处方剂量,建议 BED_{10} 范围为 37.5~60Gy),同时对于肿瘤紧邻血管的区域同步推至 40~50Gy。

(二)局部进展期胰腺癌根治性(高姑息性)治疗的剂量

局部进展期胰腺癌是 SBRT 最主要的治疗对象,一般采用多次分割的模式进行治疗。肿瘤的放疗剂量为 25~45Gy/5F(建议 BED_{10} 范围 37.5~90Gy,分割次数 3~8 次)。

(三)局部或区域复发胰腺癌的剂量

对于局部或区域复发胰腺癌,大部分患者先前已行手术治疗,再次手术的风险很高。因此,一般采取放疗局部或区域复发灶。肿瘤的放疗剂量为 25~40Gy/5F(建议 BED_{10} 范围 37.5~72Gy,分割次数 3~8 次)。

(四)胰腺癌再程放疗的剂量

对于局部晚期或晚期胰腺癌,在首次放疗后,若再次出现原发部位复发,在评估患者一般情况和病情后,谨慎选择再程放疗。尤其在病灶距离胃肠道较近的情况下,若两次放疗间隔时间较短,不能完全按照第一次治疗时的危及器官的限量进行评估;在第二次放疗时,需要尽可能地降低危及器官的受照剂量。肿瘤的放疗剂量为 25~35Gy/5F(建议 BED_{10} 范围 37.5~60Gy,分割次数 3~8 次)。

对于调强放疗剂量,如果采用常规分割或中等大分割,每日剂量为 1.8~3.0Gy。

疗程为 3~6 周,总剂量为 30~55Gy。最常见的方案是单次剂量 1.8~2Gy,25~30 次或单次剂量 3Gy,10~12 次。临床实践中需要根据周围危及器官,尤其是十二指肠剂量限制,尽量给予更高的剂量。

第五节　临床疗效和不良反应

一、临床疗效

胰腺癌需要多学科诊疗,任何一种单独的治疗方法均无法改善患者的预后。目前的研究表明,新辅助放化疗可以降低肿瘤负荷,实现肿瘤降期、提高阴性切除率,同时也可以提高术后病理完全缓解率。对于局部晚期不可切除的胰腺癌,放疗联合化疗是首选的治疗模式。这些患者在接受同步或序贯放化疗后,中位生存期为 14~20 个月。而对于术后复发的患者,再次行放疗是首选的局部根治性方法,不仅可以改善预后,也可以缓解疼痛等症状,提高患者的生活质量。对于先前已行放疗的患者,若原病灶出现复发,全面评估患者的病情和第一次放疗计划后,再次行放疗也是一种可选的治疗方法,这些患者的中位生存期为 6~14 个月。

二、不良反应

（一）胃肠道不良反应

胃肠道不良反应常见的症状包括腹部隐痛、腹部不适、纳差、恶心、呕吐,多数患者不良反应为 1~2 级,症状较轻,对症治疗后可缓解。其对症处理包括抑制胃酸分泌过多、保护胃黏膜、止吐等。少数患者可能会出现 3 级或 4 级不良反应,主要见于一般情况较差、肿瘤紧邻胃肠道的患者。除了可能出现上述症状,也可能出现胃肠道出血、胃肠道穿孔,症状包括腹痛、黑便、呕血等。若出现这类情况,需要立即停止放疗,并积极进行治疗,必要时予以手术治疗。

（二）腹痛加重

胰腺癌患者的腹痛多因肿瘤侵犯腹膜后神经丛所致。在放疗期间,当肿瘤受到射线照射后,可能出现水肿,进一步压迫腹腔神经丛,引起疼痛加重。此时可给予曲马多等止痛药对症治疗,或予以激素等消除水肿。

（三）血液不良反应

血液不良反应主要表现为白细胞、血小板或红细胞降低，一般见于调强放疗。1级或2级的血液不良反应，可在治疗的同时进行对症治疗，一般可缓解。对于3级或4级的血液不良反应，可考虑暂停放疗，待积极治疗后不良反应缓解，再开始放疗。

第六节　临床研究进展

一、胰腺癌新辅助放化疗

对于临界可切除或部分可切除胰腺癌，新辅助治疗目前被认为可以提高术后病理缓解率和患者的预后。一项荟萃分析表明，新辅助放化疗可以获得更好的 R0 切除率和区域淋巴结未受累（no regional lymph node metastasis，N0）率，但仅对临界可切除胰腺癌，新辅助放化疗较直接手术可以获得明显的生存获益。PREOPANC 研究也表明，对于临界可切除或部分可切除胰腺癌，新辅助放化疗较直接手术可以延长总体生存期（15.7 个月 *vs.*14.3 个月）；但亚组分析结果与上述荟萃分析相同，仅对临界可切除胰腺癌，新辅助放化疗较直接手术可以明显改善患者总体生存期。

一项荟萃分析和一项回顾性研究均表明，新辅助放化疗与新辅助化疗对临界可切除胰腺癌患者的生存期相似；进一步分析也表明，无论是新辅助治疗后进行或不进行手术，两者的预后均无差异。然而，一项比较新辅助大分割放疗联合化疗和新辅助化疗治疗临界可切除胰腺癌的随机对照研究，获得了相反的结果：新辅助放化疗组患者的中位生存期略逊于新辅助化疗组患者的中位生存期（17.1 个月 *vs.* 29.8 个月）。

综上，对于临界可切除胰腺癌的患者，虽然大部分研究表明新辅助放化疗可能有一定获益，但仍需要进一步证实。

二、胰腺癌辅助放化疗

对于胰腺癌辅助放疗的作用一直存在争议。目前，仅有一些回顾性大样本的研究。一项研究表明，R1 切缘无论是否伴有淋巴结阳性，辅助放化疗较辅助化疗均可以明显改善患者的预后（R1 伴淋巴结阴性：21.8 个月 *vs.*18.8 个月，*P*=0.01；R1 伴淋巴结阳性：17.8 个月 *vs.*15.1 个月，*P*<0.001）。另外一项研

究表明,对于存在至少一项危险因素(淋巴结阳性、R1切缘、淋巴血管侵犯)的患者,辅助放化疗较辅助化疗可以延长患者总体生存期。因此,目前对于术后存在病理危险因素的患者,推荐行术后辅助放化疗。

三、胰腺癌放疗联合免疫治疗

单纯免疫治疗在肺癌等肿瘤中取得了令人瞩目的疗效,但在胰腺癌的治疗中,未使患者获得生存获益。因此,以免疫治疗为核心的联合治疗模式,尤其是联合放疗,可能可以改善胰腺癌患者预后。一项研究利用SBRT和纳武利尤单抗联合或不联合伊匹木单抗治疗晚期多线治疗失败的胰腺癌,结果表明两组的中位生存期均为3.8个月,1年生存率分别为14.0%和7.3%。另外一项比较SBRT联合帕博利珠单抗+曲美替尼和SBRT联合吉西他滨治疗术后复发胰腺癌的研究,结果提示放疗联合免疫治疗和靶向治疗较放疗联合化疗可以明显提高患者的中位总体生存期(14.9个月 *vs*.12.8个月,*P*=0.021)。因此,放疗联合免疫治疗可能有望突破单纯免疫治疗胰腺癌疗效差的瓶颈,目前仍有待于进一步研究。

(张火俊　岳金波　朱晓斐　曹洋森)

参 考 文 献

[1] SIEGEL R L, MILLER K D, WAGLE H E, et al. Cancer Statistics, 2023[J]. CA Cancer J Clin, 2023, 73(1): 17-48.

[2] GILLEN S, SCHUSTER T, MEYER Z B C, et al. Preoperative/neoadjuvant therapy in pancreatic cancer: a systematic review and meta-analysis of response and resection percentages[J]. PLoS Med, 2010, 7(4): e1000267.

[3] SIEGEL R, MA J, ZOU Z, et al. Cancer statistics, 2014[J]. CA Cancer J Clin, 2014, 64(1): 9-29.

[4] APTE M, PARK S, PHILLPS P, et al. Desmoplastic reaction in pancreatic cancer: role of pancreatic stellate cells[J]. Pancreas, 2004, 29(3): 179-187.

[5] MYREHAUG S, SAHGAL A, RUSSO S M, et al. Stereotactic body radiotherapy for pancreatic cancer: recent progress and future directions[J]. Expert Rev Anticancer Ther, 2016, 16(5): 523-530.

[6] OAR A, LEE M, LE H, et al. Australasian Gastrointestinal Trials Group(AGITG) and Trans-Tasman Radiation Oncology Group(TROG) Guidelines for Pancreatic Stereotactic Body Radiation Therapy(SBRT)[J]. Pract Radiat Oncol, 2020, 10(3): e136-e146.

[7] ZHU X, JU X, CAO Y, et al. Patterns of local failure after stereotactic body radiation therapy

and sequential chemotherapy as initial treatment for pancreatic cancer: implications of target volume design[J]. Int J Radiat Oncol Biol Phys, 2019, 104(1): 101-110.

[8] CHUONG M D, SPRINGETT G M, FREILICH J M, et al. Stereotactic body radiation therapy for locally advanced and borderline resectable pancreatic cancer is effective and well tolerated [J]. Int J Radiat Oncol Biol Phys, 2013, 86(3): 516-522.

[9] KRISHNAN S, CHADHA A S, SUH Y, et al. Focal radiation therapy dose escalation improves overall survival in locally advanced pancreatic cancer patients receiving induction chemotherapy and consolidative chemoradiation[J]. Int J Radiat Oncol Biol Phys, 2016, 94 (4): 755-765.

[10] ZHU X, CAO Y, LIU W, et al. Stereotactic body radiotherapy plus pembrolizumab and trametinib versus stereotactic body radiotherapy plus gemcitabine for locally recurrent pancreatic cancer after surgical resection: an open-label, randomised, controlled, phase 2 trial[J]. Lancet Oncol, 2022, 23(3): e105-e115.

[11] SUTERA P, BERNARD M E, WANG H, et al. Stereotactic body radiation therapy for locally progressive and recurrent pancreatic cancer after prior radiation[J]. Front Oncol, 2018, 8: 52.

[12] VAN DAM J L, JANSSEN Q P, BESSELINK M G, et al. Neoadjuvant therapy or upfront surgery for resectable and borderline resectable pancreatic cancer: A meta-analysis of randomised controlled trials[J]. Eur J Cancer, 2022, 160: 140-149.

[13] VERSTEIJNE E, VAN DAM J L, SUKER M, et al. Neoadjuvant chemoradiotherapy versus upfront surgery for resectable and borderline resectable pancreatic cancer: long-term results of the Dutch randomized PREOPANC Trial[J]. J Clin Oncol, 2022, 40(11): 1220-1230.

[14] HILL C S, ROSATI L M, HU C, et al. Neoadjuvant stereotactic body radiotherapy after upfront chemotherapy improves pathologic outcomes compared with chemotherapy alone for patients with borderline resectable or locally advanced pancreatic adenocarcinoma without increasing perioperative toxicity[J]. Ann Surg Oncol, 2022, 29(4): 2456-2468.

[15] JANSSEN Q P, VAN DAM J L, PRAKASH L R, et al. Neoadjuvant radiotherapy after(m) FOLFIRINOX for borderline resectable pancreatic adenocarcinoma: a TAPS consortium study[J]. J Natl Compr Canc Netw, 2022, 20(7): 783-791.e1.

[16] KATZ M H G, SHI Q, MEYERS J, et al. Efficacy of preoperative mFOLFIRINOX vs mFOLFIRINOX plus hypofractionated radiotherapy for borderline resectable adenocarcinoma of the pancreas: the A021501 phase 2 randomized clinical trial[J]. JAMA Oncol, 2022, 8(9): 1263-1270.

[17] TAKAHASHI C, SHRIDHAR R, HUSTON J, et al. Adjuvant therapy for margin positive pancreatic cancer: A propensity score matched analysis[J]. Pancreatology, 2022, 22(3): 396-400.

[18] MOAVEN O, CLARK C J, RUSSELL G B, et al. Optimal adjuvant treatment approach after upfront resection of pancreatic Cancer: revisiting the role of radiation based on pathologic features [J]. Ann Surg, 2021, 274 (6): 1058-1066.

[19] CHEN I M, JOHANSEN J S, THEILE S, et al. Randomized phase Ⅱ study of nivolumab with or without ipilimumab combined with stereotactic body radiotherapy for refractory metastatic pancreatic cancer (CheckPAC) [J]. J Clin Oncol, 2022, 40 (27): 3180-3189.

第六章

胆管癌放射治疗

第一节 概　述

一、流行病学及发病因素

胆管癌是仅次于肝细胞癌的第二大原发性肝恶性肿瘤,占所有消化系统恶性肿瘤的 3%。在全球范围内,胆管癌的发病率和死亡率存在显著的地域差异,亚洲的国家和地区显著高于西方的国家和地区。胆管癌的危险因素有待探索,其中原发性硬化性胆管炎、肝硬化、肝吸虫、大量饮酒、吸烟和病毒感染(乙型肝炎病毒和丙型肝炎病毒)被认为可能会增加患胆管癌的风险。

二、临床表现

根据解剖位置,胆管癌可分为三类:肝内胆管癌、肝门胆管癌和远端胆管癌,其中肝门胆管癌和远端胆管癌常被统称为肝外胆管癌。

肝内胆管癌早期一般无明显临床症状,病情进展后常表现为上腹部不适、疼痛、乏力、恶心、上腹肿块、黄疸和发热等症状。相比肝内胆管癌,肝门部或肝外胆管癌更容易引起黄疸,并且随着病程延长黄疸逐渐加深,伴随大便色浅、灰白,尿色深黄和皮肤瘙痒等症状,常伴有全身乏力、体重减轻等全身表现,当合并胆管炎时,常出现右上腹痛、畏寒和发热等表现。

三、辅助检查

（一）实验室检查

胆管癌缺乏特异性肿瘤标志物,目前仅有 CA19-9、CA125 和 CEA 等用于辅助诊断。其中,CA19-9 是主要的血清生物标志物,其水平超过 1 000U/mL 时预示着肿瘤转移的风险显著增加。患者出现胆道梗阻时,血清总胆红素、直接胆红素、碱性磷酸酶和 γ- 谷氨酰转移酶等指标均会显著升高,同时导致维生素 K 吸收障碍、肝合成凝血因子受阻和凝血酶原时间延长。随着病情进展,清蛋白、血红蛋白和乳酸脱氢酶等指标的水平会逐渐下降。

（二）影像学检查

影像学检查是胆管癌诊断的主要手段,其中超声是首选方法,能帮助鉴别肿块和结石,并初步确定梗阻的位置及门静脉受累程度。CT 和 MRCP 在原发性肝内胆管癌的检测方面表现相当,CT 可以显示肝内外胆管周围组织的受累情况,为评估病变分期和手术可能性提供依据;MRCP 可以更好地显示胆道分支和反映胆管的受累范围,在超声初步确定梗阻部位后应选用 MRCP 进行全面评估。十二指肠镜能够直接观察壶腹部远端胆管癌,同时进行活检或胆道刷检样本进行细胞学评估和分子特征分析。

（三）细胞学检查

许多新兴的细胞学技术在胆管癌的诊断中具有潜在的临床实用性。传统的胆管细胞学在检测肝外胆管癌方面有很高的特异性（ 97%）,但敏感性有限（ 43%）。FISH 分析使用荧光标记的 DNA 探针来检测染色体异常（染色体区域的增加或丢失）,显著提高了传统细胞学的诊断性能,敏感性和特异性分别为 93% 和 100%。

（四）TNM 分期

目前,胆管癌的分期标准最常采用的是 2018 年第 8 版美国癌症联合委员会（ American Joint Committee on Cancer, AJCC ）制定的 TNM 分期系统,肝内胆管癌、肝门胆管癌和远端胆管癌的分期具有较大差异（ 表 6-1 ）。

表 6-1　胆管癌 TNM 分期系统

肝内胆管癌	
分期	临床意义
T- 原发肿瘤	
Tx	原发肿瘤无法评估
T0	无原发肿瘤的证据
Tis	原位癌
T1	
T1a	孤立的肿瘤最大径≤5cm,无血管侵犯
T1b	孤立的肿瘤最大径 >5cm,无血管侵犯
T2	孤立的肿瘤,有血管侵犯;或者多发的肿瘤,有 / 无血管侵犯
T3	肿瘤穿透脏层腹膜
T4	直接侵犯局部肝外结构

续表

分期	临床意义
N- 区域淋巴结	
Nx	区域淋巴结不能评价
N0	无区域淋巴结转移
N1	区域淋巴结转移

分期	临床意义
M- 远处转移	
M0	无远处转移
M1	有远处转移

肝门胆管癌	
分期	**临床意义**
T- 原发肿瘤	
Tx	原发肿瘤无法评估
T0	无原发肿瘤的证据
Tis	原位癌
T1	肿瘤局限于胆管,可到达肌层或纤维组织
T2	
T2a	超出胆管壁到达周围脂肪组织
T2b	浸润邻近的肝脏实质
T3	侵及门静脉或肝动脉的一侧分支
T4	侵及门静脉或门静脉的两侧属支,或肝总动脉,或双侧的二级胆管,或一侧的二级胆管和对侧的门静脉或肝动脉

分期	临床意义
N- 区域淋巴结	
Nx	区域淋巴结不能评价
N0	无区域淋巴结转移
N1	1~3 个区域淋巴结转移,包括沿胆囊管、胆总管、肝动脉、胰十二指肠后、门静脉分布的淋巴结
N2	4 个以上区域(N1 中描述的)淋巴结转移

分期	临床意义
M- 远处转移	
M0	无远处转移
M1	有远处转移(区域淋巴结以外的淋巴结转移属于远处转移)

续表

远端胆管癌	
分期	临床意义
T- 原发肿瘤	
Tx	原发肿瘤无法评估
T0	无原发肿瘤的证据
Tis	原位癌
T1	肿瘤浸润胆管壁,深度 <5mm
T2	肿瘤浸润胆管壁,深度 5~12mm
T3	肿瘤浸润胆管壁,深度 >12mm
T4	肿瘤侵及腹腔静脉,肠系膜上动脉,和 / 或肝动脉
分期	**临床意义**
N- 区域淋巴结	
Nx	区域淋巴结不能评价
N0	无区域淋巴结转移
N1	1~3 个区域淋巴结转移
N2	4 个以上区域淋巴结转移
分期	**临床意义**
M- 远处转移	
M0	无远处转移
M1	有远处转移

四、治疗原则

胆管癌的治疗方式主要分为外科治疗、系统治疗和放射治疗,具体决策流程如图 6-1。

(一)外科治疗

手术切除是治疗胆管癌的首选方法。原则上应争取根治性切除,不同部位的胆管癌手术方法有所不同。肝内胆管癌需要行肝段或肝叶切除 + 肝门区淋巴结清扫术;在肝外胆管癌中,肝门部胆管癌需要行联合左 / 右半肝 + 尾状叶切除术,中位胆管癌需要行局部切除 + 淋巴结清扫术,下段胆管癌需要行胰十二指肠切除术。对于有胆道梗阻而肿瘤不能切除的患者,置入胆道支架可引流胆汁、缓解症状、提高存活率,常用方式为内镜逆行胰胆管造影

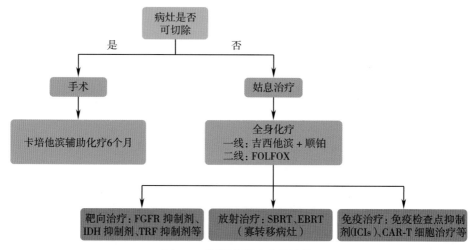

图 6-1　胆管癌治疗决策流程

（ endoscopic retrograde cholangiopancreatography，ERCP ）导管引流或经皮胆道引流。

（二）系统治疗

对于肝内胆管癌患者，建议在手术切除后使用卡培他滨辅助化疗 6 个月。肝移植是肝内胆管癌和肝门胆管癌的潜在治疗手段，特别是肝硬化和肝内胆管肿瘤≤2cm 的患者。对于无法行手术治疗的胆管癌患者，顺铂 + 吉西他滨是姑息治疗的标准治疗方案；FOLFOX 方案（亚叶酸、氟尿嘧啶和奥沙利铂）可作为二线治疗方案。此外，IDH1 抑制剂、IDH2 抑制剂、FGFR 抑制剂和免疫检查点抑制剂可作为晚期胆管癌的一线或二线治疗手段，强烈建议对肿瘤组织进行分子分析以提供有效的个性化治疗方案。

（三）放射治疗

1. **辅助放疗**　对于肝内及肝外胆道癌术后存在切缘阳性患者，推荐进行术后辅助放疗；对于肝内及肝外胆道癌 R0 术后淋巴结阳性患者，推荐进行术后辅助治疗。

2. **新辅助放疗**　如下情况可考虑对肝内胆管癌患者行新辅助放疗：肝内病灶长径≤6cm；肝内病灶及淋巴结转移在手术切除范围内；无肝内及肝外播散转移。对于肝外胆管癌，临床分期在 T3 以上或者存在区域淋巴结转移的局部进展期病灶可考虑行术前新辅助放疗。

3. **姑息性放疗**　对于存在广泛淋巴结转移、放疗靶区范围较大的胆管癌患者，优先考虑常规剂量放疗联合同步化疗。对于不可手术但病灶较为局限的肝内胆管癌，优先考虑 SBRT 治疗。对于存在淋巴结转移，但病变较局限的肝外胆管癌患者,可仅针对局限病灶行放疗用于姑息减症,但需要严格考量放疗剂量及正常组织的耐受性。

第二节 技术流程

随着医疗技术的不断进步,胆管癌放射治疗的安全性和有效性得到了极大提升。高分辨率、多时相的螺旋 CT 和高精度的 MRI 提高了对肝脏和胆管成像的精确度,能够更加精细地确定肿瘤位置和放疗靶区范围。同时,基于 CT 的治疗计划和剂量计算能够准确计算递送至肿瘤和正常组织的辐射剂量,先进的放疗技术(如三维适形放射治疗和调强放射治疗等)可以向靶区提供适形辐射,最大程度保护周围正常组织。这些技术进步提高了胆管癌放射治疗的剂量和对正常组织的保护,使放射治疗成为胆管癌治疗的重要手段之一。

第三节 靶区勾画

一、定位与扫描条件

(一)定位前准备和体位固定

患者进行模拟定位和每次治疗时,体位应均为仰卧位,双手上举,抱肘置于额头,用真空垫或者体膜固定,以保证摆位的可重复性。CT 定位前应对患者进行呼吸运动管理,使其尽量保持平均、均匀呼吸。呼吸运动管理包括主动屏气、腹压固定、4D-CT 以及呼吸门控技术。患者进行 SBRT 治疗推荐使用立体定向体架 + 真空垫固定的方式,可以限制模拟定位时患者因呼吸运动导致的位移,同时保证体部甚至腿膝部有更好的适形度与舒适度。为了更好地区分病变与胃肠道组织,可在定位前进行胃肠道充盈准备,口服适当的对比剂。

(二)CT 扫描

扫描范围一般在呼气位的膈顶至第 4 腰椎椎体下缘(肾下极),确保肿瘤范围、淋巴结引流区和感兴趣的正常组织器官(一般指全部肝脏、双侧肾脏、胃和部分小肠)包括在扫描的范围内,CT 扫描层距为 3~5mm。

二、靶区勾画

靶区勾画包括原发肿瘤靶区（gross tumor volume，GTV），淋巴结肿瘤靶区（GTVnd），临床靶区（clinical tumor volume，CTV），淋巴结临床靶区（CTVnd），计划靶区（planning tumor volume，PTV）。

（一）可切除进展期胆管癌术后辅助放疗

基于部分回顾性研究和前瞻性 II 期临床研究 SWOG S0809 的结果，对于可手术切除的进展期胆管癌术后采取吉西他滨联合卡培他滨的辅助化疗，以及卡培他滨为基础的同步放化疗，有局部控制及生存的获益。建议靶区勾画如图 6-2。

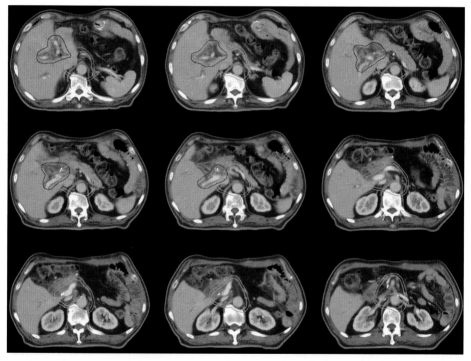

图 6-2　1 例 pT3N1M0 可切除的胆管癌患者（1.5cm 胆总管肿块，浸润至外膜，累犯胰腺，切缘阴性，1/13 淋巴结阳性）

CTV：红色线；CTVnd：绿色线；PTV：橘黄色线。显示为代表性层面，未包含所有层面。
CTV 包括原发肿瘤瘤床，建议参考手术前后影像资料与手术记录，临床延伸至局部胆道系统。对肝门部胆管癌还需要包括肝脏切缘以及吻合口。CTVnd 包括术后高危淋巴结引流区及高危复发区，基于原发肿瘤部位将对应不同区域淋巴引流区。

1. 肝内及肝门部胆管癌　淋巴结引流区包括肝十二指肠淋巴结、肝门淋巴结、腹腔干淋巴结、上腹主动脉旁淋巴结、胰头后淋巴结，并需要考虑胃左动脉及胃小弯侧淋巴引流区。

2. 远端胆管癌　淋巴引流区包括肝门淋巴结、肝十二指肠淋巴结、胰头后淋巴结、肠系膜上淋巴结以及腹主动脉旁淋巴引流区。参照既往回顾性分析远端胆管癌胰十二指肠切除术后的区域淋巴结复发模式,常见复发的淋巴结区域依次为肠系膜淋巴结、腹主动脉旁淋巴结、肝十二指肠淋巴结以及腹腔干淋巴结,如图6-3。

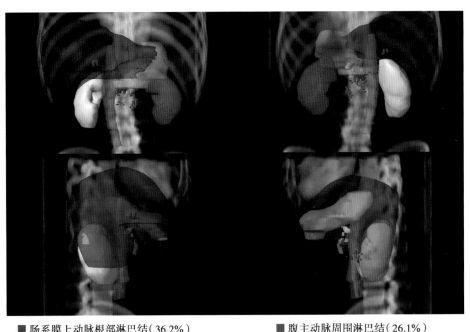

■ 肠系膜上动脉根部淋巴结（36.2%）　　　　　■ 腹主动脉周围淋巴结（26.1%）

■ 肝十二指肠韧带淋巴结（13.0%）　　　　　　■ 腹腔干周围淋巴结（10.1%）

■ 吻合口（10.1%）　　　　■ 胆管（8.7%）　　■ 残胃（4.3%）

■ 腹主动脉　　　　　　　■ 下腔静脉　　　　■ 腹腔干　　　　■ 肠系膜上动脉

■ 左肾　　　　　　　　　右肾　　　　　　　■ 胃　　　　　　■ 肝

图 6-3　远端胆管癌根治术后初始局部区域复发图（复发率）

3. PTV　基于体内脏器移动及摆位误差,为 CTV 外放 5~10mm 范围。

（二）不可手术切除及转移性胆管癌的姑息性放疗

对于不能切除的局部晚期胆管癌,如体能状态良好、无阻塞性黄疸,采用常规剂量放疗联合同步化疗,相较于单纯化疗或放疗具有缓解症状和延长生存的优势,因此是目前被广泛接受的姑息性放疗方式。除此以外,现有的临床数据显示大分割放疗方式（如 SBRT）,给肝内胆管癌以及病变局限的肝外及胆囊癌带来明显局部控制及生存的获益。

1. **IMRT**　放疗靶区包括原发肿瘤区、转移淋巴结及可适当外扩包括高危区域淋巴结引流区。建议靶区勾画如图6-4。

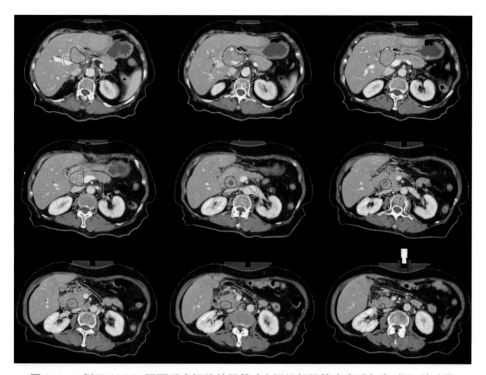

图6-4　1例 T4N1M0 不可手术切除的胆管癌（肝门部胆管癌术后复发，侵犯胰头及十二指肠球部，胰头前下方肠系膜及主动脉下腔静脉间隙淋巴结转移）

GTV：红色线；GTVnd：明黄色线；CTV：绿色线；PTV：橘黄色线。这里显示的为代表性层面，未包含所有层面。

（1）GTV：包括腹部 CT/MRI 显示的胆管肿瘤原发灶。

（2）GTVnd：包括腹部 CT/MRI 显示的任何可疑转移淋巴结。

（3）CTV：包括高危淋巴结引流区及高危复发区。可包括肝门、胰十二指肠、肝总管和腹腔干区域（选择性的包括门静脉淋巴结区意见较统一，应根据个人情况选择是否包括其他区域）。一般情况下，GTV 也可以沿胆道系统方向外扩 5~8mm（但不要跨越自然屏障，如肝脏表面），这样外扩的体积也随机融合到淋巴结 CTV 中。

（4）PTV：基于体内脏器移动及摆位误差，为 CTV 外放 5~10mm 范围。

2. **SBRT**　放疗靶区推荐仅照射原发肿瘤和转移淋巴结，不建议包括高危淋巴结引流区。

第四节　照射技术与剂量分割

胆管癌的照射技术和剂量分割的选择取决于疾病累及范围、病灶位置、基础肝功能和放疗技术的可及性。目前,临床上胆管癌常见的外照射技术有3DCRT、IMRT 和 SBRT,不管采用哪种技术强烈建议使用图像引导的放疗即IGRT,以提高治疗准确性并降低治疗相关毒性。

传统的 3DCRT 或 IMRT 可用于胆管癌治疗的各个阶段的,常应用于术后肝外胆管癌和胆囊癌辅助放疗,也应用于不可切除胆管癌根治性同步放化疗,亦应用于姑息性治疗的治疗选择以控制症状。3DCRT 或 IMRT 通常采取常规分割模式。CTV 的推荐剂量为 45Gy,1.8Gy/F,GTV 的推荐剂量为 50~60Gy,每次 1.8~2Gy。

大剂量分割或 SBRT 通常应用于治疗不可切除胆管癌,尤其是肝内胆管癌。高质量图像引导配合呼吸门控管理实施的消融剂量的放疗甚至可以取得和手术相仿的结果。既往研究表明,在 BED_{10}>80.5Gy 的患者中,局部控制和总生存期更有优势。因此,在周围正常器官限量允许的情况下尽可能给予高的生物等效剂量。目前临床上常用的大分割模式有 58~67.5Gy/15F,SBRT 给量模式有 30~50Gy/3~5F。在采用大剂量分割或 SBRT 治疗模式下,不建议同步联合全身治疗。

在临床实践中,胆管癌的放疗技术和分割方案的选择取决于具体患者的临床情况。表 6-2 列举了胆管癌根治性放疗常见的剂量分割方案。胆管癌放疗剂量的选择,取决于周围正常器官的剂量限制和残余肝功能状态。表 6-3列举了不同分割方案下周围正常器官的剂量限制,其中残余肝体积和肝功能状态是放疗医师制订放疗方案时需要参考的危及器官之一。

表 6-2　根治性胆管癌推荐的 EBRT 剂量和分割模式

治疗模式	总剂量 / 次数	BED_{10}
SBRT	40~60Gy/3~5F	72~180Gy
中等大分割(moderate hypofractionation)放疗	58.5~67.5Gy/15F 37.5~67.5Gy/15F	59~98Gy 47~98Gy
常规分割放疗	50.4Gy/28F 60Gy/30F	59.47Gy 72Gy

表 6-3　胆管癌不同放疗分割方案的周围正常器官限量

器官	3F	5F	15F	常规分割	毒不良反应
剩余肝（无肝硬化基础）	$D_{mean}<12\sim15Gy$ $\geq V_{700cc}<19Gy$	$D_{mean}<15\sim18Gy$ $\geq V_{700cc}<21Gy$	$D_{mean}<24Gy$	$D_{mean}<32Gy$	RILD
剩余肝（慢性肝硬化CP分级A级）	$D_{mean}<10\sim12Gy$ $\geq V_{700cc}<15Gy$	$D_{mean}<13\sim15Gy$ $\geq V_{700cc}<15Gy$	$D_{mean}<20Gy$	$D_{mean}<30Gy$	3个月CP评分≥2分；RILD
剩余肝（慢性肝硬化CP分级B级7分）	不推荐3F	$D_{mean}<8\sim10Gy$ $\geq V_{500cc}<10Gy$	$D_{mean}<16Gy$	$D_{mean}<24Gy$	3个月CP评分≥2分；RILD
中央胆管	$D_{0.03cc}<35.7Gy$	$D_{0.03cc}<40.5Gy$	—	—	胆管狭窄
胃	$D_{0.03cc}<22Gy$ $D_{10cc}<16.5Gy$	$D_{0.03cc}<32Gy$ $D_{10cc}<18Gy$	$D_{0.03cc}<42Gy$	$D_{0.03cc}<54Gy$ $V_{45Gy}<33.3\%$ $V_{40Gy}<66.7\%$	溃疡
十二指肠	$D_{0.03cc}<22Gy$ $D_{5cc}<16.5Gy$	$D_{0.03cc}<32Gy$ $D_{5cc}<18Gy$	$D_{0.03cc}<45Gy$	$D_{0.03cc}<54Gy$	溃疡
小肠	$D_{0.03cc}<25Gy$ $D_{5cc}<18Gy$	$D_{0.03cc}<32Gy$ $D_{5cc}<19.5Gy$	$D_{0.03cc}<45Gy$	$D_{0.03cc}<54Gy$ $V_{45Gy}<195cc$	溃疡
结肠	$D_{0.03cc}<28Gy$ $D_{20cc}<24Gy$	$D_{0.03cc}<34Gy$ $D_{20cc}<25Gy$	$D_{0.03cc}<45Gy$	$D_{0.03cc}<60Gy$ $V_{55Gy}<5cc$ $V_{45Gy}<60cc$ $V_{35Gy}<150cc$ $V_{30Gy}<200cc$	溃疡

注：1. F：分割；2. 剩余肝：肝脏总体积减去PTV；3. CP分级：Child-Pugh分级；4. RILD：辐射相关肝损伤。

第五节　临床疗效和不良反应

一、临床疗效

胆管癌恶性程度高,预后差。欧洲罕见肿瘤监测网络公布的最新数据显示,肝外胆管细胞癌5年生存率为17%,肝内胆管细胞癌的5年生存率为5%。手术是胆管癌的主要治疗手段,但因初诊时可手术患者比例低且术后复发率高达10%~45%,故治疗效果差,生存率低。放疗是胆管癌治疗中的重要组成部分,在胆管癌新辅助、辅助阶段,可提高手术切除率及疾病局部控制率进而延长生存期;在姑息治疗阶段可改善患者生活质量,并延长生存期。现有临床研究证据表明,SBRT较常规分割放疗有提高肿瘤局部控制及生存获益的优势,荟萃分析显示SBRT治疗胆管癌中位总生存期28.6~35.5个月。

二、不良反应

胆管癌放射治疗主要不良反应为血液学毒性、消化道反应、放射性肝损伤、胃肠溃疡、胆道系统感染和胆管狭窄等,少见但严重的不良反应主要为胃肠出血、穿孔等,既往报道SBRT治疗后Ⅲ级及以上不良反应发生率为0%~36%,质子治疗Ⅲ级及以上不良反应发生率为0%~7.7%。

第六节　临床研究进展

放射治疗作为肿瘤治疗的重要手段之一,在胆管癌各个时期均可发挥其积极作用。

一、术后辅助放化疗

手术是根治原发性胆管癌的主要手段,但手术切除复发率高达10%~45%,术后患者5年生存率在30%左右。术后切缘阳性和淋巴结转移是影响胆管癌无进展生存期的重要因素。多项基于肝内外胆管癌的回顾性研究或荟萃分析证实了术后辅助同步放化疗可延长切缘阳性或淋巴结阳性患者的生存期同时降低死亡风险。2015 年，SWOG0809 研究结果在 *Journal of Clinical Oncology* 发表，是迄今为止唯一一项胆管癌术后辅助放疗前瞻性临床研究。该研究纳入 79 例病理分期为 T2~4N+ 的胆管癌术后患者，其中 25 例行 R1 切除术。患者术后接受 2~4 个周期吉西他滨联合卡培他滨化疗，后序贯以卡培他滨为基础的同步放化疗，不同情况予以不同剂量的放疗，淋巴引流区给予 45Gy，瘤床局部加量至 54Gy，对于 R1 切除患者，局部加量至 59.4Gy。结果显示，术后辅助放化疗患者的 2 年生存率为 65%，R0 切除患者中位总生存期为 34 个月，较历史单纯手术治疗有明显提高，R1 切除患者经辅助放化疗中位总生存期为 35 个月，虽然 R1 切除患者 2 年局部复发率有所增加（R1 切除为 16%，R0 切除为 9%），但 R1 切除患者与 R0 切除患者术后生存期相似；而未接受放疗的 10 例患者局部失败率为 30%，提示放疗可降低局部复发率。上述结果表明，术后放疗和化疗能有效提高术后患者的生存期。

二、新辅助放化疗

（一）肝内胆管癌

肝内胆管癌可选择原位肝移植（orthotopic liver transplantation，OLT）作为治疗方案，但是单纯肝移植并不能带来生存获益。梅奥诊所对 1985—2009 年接受 OLT 的 37 例晚期肝内胆管癌患者进行回顾性分析，发现与术后辅助治疗或单纯手术治疗相比，新辅助化疗或放化疗可显著提高生存期（5 年无病生存率：47% *vs.* 33% *vs.* 20%，*P*=0.03）。加利福尼亚大学洛杉矶分校医疗中心一项基于术前临床信息的风险分层预测模型提示，接受 OLT 的肝内胆管癌患者生存率下降的独立预测因素除了肿瘤本身的生物学行为外，未接受新辅助治疗也是独立因素之一。该研究提示新辅助放化疗联合 OLT 是晚期肝内胆管癌的一个新的治疗选择。此外，新辅助放化疗还有望使局部晚期不可切除胆管细胞癌获得肿瘤降期，转变为可切除状态，进而转化为生存获益。

Sumiyoshi T 等发现在初始不可切除肝内胆管癌患者中，使用常规剂量放疗联合替吉奥或伊立替康，部分缓解（partial response，PR）率为 57.1%，根治性肿瘤切除率为 71%，术后中位无病生存期为 21.5 个月。鉴于上述研究结果，《中国临床肿瘤学会（CSCO）胆道恶性肿瘤诊疗指南 2024》建议肝内病变≤6cm、淋巴结转移在手术切除范围内的肝内胆管癌应考虑新辅助放化疗。推荐剂量为常规放疗 45~50.4Gy/25~28F 或 SBRT40Gy/5F，放疗同步化疗药物主要为氟尿嘧啶类。

（二）肝外胆管癌

2015 年，Kobayashi 等在晚期肝外胆管癌患者中进行了一项基于吉西他滨的新辅助同步放化疗 I 期临床试验。本研究纳入了 25 例不能手术的晚期肝外胆管癌（extrahepatic cholangiocarcinoma，ECCA）患者。新辅助放化疗后，R0 切除率为 96%，3 年生存率为 74.6%，未出现治疗相关的严重毒性。这项研究证实了新辅助放化疗在晚期胆管癌中的有效性和安全性。2017 年，Kobayashi 等再次发表一项胆管癌相关回顾性研究，研究纳入 T3 期以上、血管浸润或淋巴结转移的肝外胆管癌患者 106 例，其中 27 例接受新辅助放化疗，79 例仅行手术治疗。多因素分析提示有无新辅助治疗是独立预后因素。而接受新辅助治疗和不接受新辅助治疗的患者的 3 年无复发生存率（relapse-free survival，RFS）分别为 78% 和 58%（P=0.026 3）。上述回顾性或者小样本研究，体现出新辅助放化疗对不可切除肝外胆管癌中的获益趋势。

三、姑息性放疗

晚期胆管癌以全身治疗为主，但疗效差，生存率仅为 2.3~9 个月。基于症状的姑息性放疗可以缓解局部症状，提高局部控制率，从而提高晚期胆管癌患者的生活质量。目前，常规分割剂量放疗联合全身化疗是主流治疗手段。美国国家癌症研究所监测、流行病学和最终结果数据库对 1988—2003 年间诊断为肝内胆管癌的 3 839 例患者进行了分析，仅接受放疗对比不接受治疗，中位生存期有所提高（7 个月 *vs.* 3 个月）。2010 年复旦大学发表的一篇包含 84 例胆管癌患者临床资料的回顾性研究中显示，放疗组较非放疗组有更长的中位生存期（9.5 个月 *vs.* 5.1 个月，P=0.003）和更高的 1 年生存率（38.5% *vs.* 16.4%）。此外，目前有多项研究表明，SBRT 与常规剂量放疗相比，有明显的剂量学优势，而这种优势可能带来肿瘤局部控制及生存的获益。

Polistina 等在 2011 年的一项研究中，采用 SBRT（30Gy/3F）联合吉西他滨治疗的肝门部胆管癌，患者的中位生存期为 35.5 个月，2 年总生存率为 80%，远高于单纯常规放化疗患者。在 Tao R 等发表的一项包含 79 例不可手术的胆管癌患者的回顾性研究中，患者接受中位剂量 58.05Gy（35~100Gy/3~30F）的照射，转化为中位生物等效剂量为 80.5Gy（43.75~180Gy）。结果显示在 BED>80.5Gy 的患者中，3 年总生存率为 73%，而在 BED <80.5Gy 的患者中，3 年总生存率为 38%（P=0.017）。BED>80.5Gy 对局部控制率也有显著改善（78% *vs.* 45%，P=0.04），且治疗耐受性良好。2019 年，Lee 等筛选了 11 项治疗不可切除晚期胆管癌的研究，结果显示总体 1 年局部控制率约为 78.6%，辐射相关毒性低。综上所述，对于不可手术治疗的胆管癌，姑息性放疗可采用常规分割剂量联合全身治疗，在病灶范围局限、充分考虑危及器官限量的前提下，尽可能提高照射的生物等效剂量以提高疾病局部控制率。

四、质子治疗

目前,质子治疗在胆管癌中开展的临床研究基本以小样本、单中心以及回顾性研究为主,但从中可看到质子治疗疗效的优越性。迄今为止最高水平的证据是在 83 例可评估患者中进行的高剂量分段质子束治疗晚期肝内胆管癌和肝细胞肝癌的一项 Ⅱ 期研究,入组 37 例肝内胆管癌患者,采用的中位剂量为 58.0Gy。结果显示,肝内胆管癌患者 2 年局部控制率为 94.1%,2 年生存率约为 46.5%,3 级及以上辐射相关不良反应发生率仅为 7.7%。由上可见,与常规放疗相比,质子治疗在安全性和生存效益方面具有优势,前景广阔。

五、靶向、免疫联合放射治疗

目前,靶向治疗、免疫治疗在晚期胆管癌治疗中,已初步显示其效果。放疗通过影响微环境和释放促炎物质影响远端肿瘤细胞产生一定的抗肿瘤免疫反应,其免疫调节作用在临床前及临床研究中已得到证实。研究表明,SBRT联合免疫治疗比传统放疗更有可能激活肿瘤区域的免疫反应。在 2020 年的 1 份病例报告中,1 名晚期肝内胆管癌患者接受了放疗和 6 个周期 PD-1(programmed cell death protein 1)受体抑制剂免疫治疗,以治疗肺转移和肝内病变。患者的治疗效果评估为完全缓解(complete response,CR),未观察到明显的治疗相关不良反应。联合治疗后生存期超过 26 个月。随后,Zhao 等人在 2021 年报道了 4 例 SBRT 联合免疫检查点抑制剂治疗肝内胆管癌或肝门部胆管癌,分别实现了 CR、PR 和病情稳定,有 1 例最初不能手术的患者接受了手术。目前,放疗联合靶向治疗或免疫治疗仍处于初探阶段,需要进一步累积经验,同时观察相关毒性反应。

现阶段,放疗在胆管癌治疗中的地位仍不明确,在各大指南中的推荐级别不高,主要是缺乏高质量的随机对照临床研究支持,已有多项放疗相关临床研究正在开展中,期待有更多有说服力的数据发表,以更好地指导临床实践。

(朱骥 吴君心 孙晓南 张娜 周蔚文 钱莉文)

参 考 文 献

[1] KHAN SA, TAVOLARI S, BRANDI G. Cholangiocarcinoma: Epidemiology and risk factors [J]. Liver Int, 2019.

[2] RAZUMILAVA N, GORES G J. Cholangiocarcinoma [J]. Lancet, 2014.

[3] BEN-JOSEF E, GUTHRIE K A, EL-KHOUEIRY A, et al. SWOG S0809: A Phase Ⅱ Intergroup Trial of Adjuvant Capecitabine and Gemcitabine Followed by Radiotherapy and Concurrent Capecitabine in Extrahepatic Cholangiocarcinoma and Gallbladder Carcinoma [J]. J Clin

Oncol, 2015, 33（24）: 2617-2622.

［4］ SOCHA J, MICHALAK M, WOŁAKIEWICZ G, et al. Nodal areas of potential geographic error in adjuvant radiotherapy for biliary tract cancer［J］. Radiother Oncol, 2017, 125（2）: 365-373.

［5］ ZHOU W, QIAN L, RONG Y, et al. Prognostic factors and patterns of recurrence after curative resection for patients with distal cholangiocarcinoma［J］. Radiother Oncol, 2020, 147: 111-117.

［6］ AUTORINO R, MATTIUCCI G C, ARDITO F, et al. Radiochemotherapy with Gemcitabine in Unresectable Extrahepatic Cholangiocarcinoma: Long-term Results of a Phase Ⅱ Study ［J］. Anticancer Res, 2016, 36（2）: 737-740.

［7］ LEE K J, YI S W, CHA J, et al. A pilot study of concurrent chemoradiotherapy with gemcitabine and cisplatin in patients with locally advanced biliary tract cancer［J］. Cancer Chemother Pharmacol, 2016, 78（4）: 841-860.

［8］ JACKSON M W, AMINI A, JONES B L, et al. Treatment Selection and Survival Outcomes with and Without Radiation for Unresectable, Localized Intrahepatic Cholangiocarcinoma［J］. Cancer J, 2016, 22（4）: 237-242.

［9］ BRUNNER T B, BLANCK O, LEWITZKI V, et al. Stereotactic body radiotherapy dose and its impact on local control and overall survival of patients for locally advanced intrahepatic and extrahepatic cholangiocarcinoma［J］. Radiother Oncol, 2019, 132: 42-47.

［10］ TAO R, KRISHNAN S, BHOSALE P R, et al. Ablative Radiotherapy Doses Lead to a Substantial Prolongation of Survival in Patients With Inoperable Intrahepatic Cholangiocarcinoma: A Retrospective Dose Response Analysis［J］. J Clin Oncol, 2016, 34（3）: 219-226.

［11］ APISARNTHANARAX S, BARRY A, CAO M, et al. External Beam Radiation Therapy for Primary Liver Cancers: An ASTRO Clinical Practice Guideline［J］. Pract Radiat Oncol, 2022, 12（1）: 28-51.

［12］ GATTA G, CAPOCACCIA R, BOTTA L, et al. Burden and centralised treatment in Europe of rare tumours: results of RARECAREnet-a population-based study［J］. Lancet Oncol, 2017, 18（8）: 1022-1039.

［13］ HONG J C, JONES C M, DUFFY J P, et al. Comparative analysis of resection and liver transplantation for intrahepatic and hilar cholangiocarcinoma: a 24-year experience in a single center［J］. Arch Surg, 2011, 146（6）: 683-689.

［14］ HONG J C, PETROWSKY H, KALDAS F M, et al. Predictive index for tumor recurrence after liver transplantation for locally advanced intrahepatic and hilar cholangiocarcinoma［J］. J Am Coll Surg, 2011, 212（4）: 514-20; discussion 520-1.

［15］ SUMIYOSHI T, SHIMA Y, OKABAYASHI T, et al. Chemoradiotherapy for Initially Unresectable Locally Advanced Cholangiocarcinoma［J］. World J Surg, 2018, 42（9）: 2910-2918.

［16］ KOBAYASHI S, TOMOKUNI A, GOTOH K, et al. Evaluation of the safety and pathological effects of neoadjuvant full-dose gemcitabine combination radiation therapy in patients with biliary tract cancer［J］. Cancer Chemother Pharmacol, 2015, 76（6）: 1191-1198.

［17］ KOBAYASHI S, TOMOKUNI A, GOTOH K, et al. A retrospective analysis of the clinical effects of neoadjuvant combination therapy with full-dose gemcitabine and radiation therapy in patients with biliary tract cancer[J]. Eur J Surg Oncol, 2017, 43 (4): 763-771.

[18] CHEN Y X, ZENG Z C, TANG Z Y, et al. Determining the role of external beam radiotherapy in unresectable intrahepatic cholangiocarcinoma: a retrospective analysis of 84 patients[J]. BMC Cancer, 2010, 10: 492.

[19] POLISTINA F A, GUGLIELMI R, BAIOCCHI C, et al. Chemoradiation treatment with gemcitabine plus stereotactic body radiotherapy for unresectable, non-metastatic, locally advanced hilar cholangiocarcinoma, Results of a five-year experience[J]. Radiother Oncol, 2011, 99 (2): 120-123.

[20] LEE J, YOON W S, KOOM W S, et al. Efficacy of stereotactic body radiotherapy for unresectable or recurrent cholangiocarcinoma: a meta-analysis and systematic review[J]. Strahlenther Onkol, 2019, 195 (2): 93-102.

第七章

复发转移性结直肠癌放射治疗

第一节 概 述

一、流行病学及发病因素

2020年全球癌症统计数据显示,结直肠癌(colorectal cancer,CRC)的发病率排名第三,死亡率排名第二。由于手术技术及综合治疗的进步,CRC患者生存期较前延长,但仍有一定比例的患者发生局部复发及远处转移。本章主要阐述局部复发直肠癌(locally recurrent rectal cancer,LRRC)再程放疗,CRC肝转移、肺转移、骨转移、腹膜后淋巴结转移及脑转移的放疗。

目前,对于局部晚期直肠癌(locally advanced rectal cancer,LARC),使用术前放化疗联合TME及辅助化疗的"三明治"治疗模式后,直肠癌的局部复发率降至2%~4%,但存在5%~15%的患者为R1切除,而且即使实现R0切除,仍有一部分LARC患者出现局部复发。未经治疗的LRRC预后较差,中位生存期为3~8个月,如未进行治疗性手术,5年生存率不足10%。放疗后手术切除是LRRC唯一根治性方法,但只有不到17%的患者可行R0切除,并且术后并发症发生率较高。LRRC常伴有严重症状,部分患者可通过姑息性放疗使临床症状得到缓解,同时可使近一半患者获得再次手术的机会。

肝脏是CRC血行转移最常见的部位,是CRC最主要的死亡原因,CRC肝转移的发生率约50%,其中15%~25%的CRC在初诊时就已经发生肝转移,15%~25%的患者在原发灶根治术后出现肝转移。其致病因素尚不明确,年龄、性别、遗传及种族是CRC肝转移的危险因素。

肺是仅次于肝脏的第二个常见转移部位,占所有转移性CRC的29%,初发肺转移患者达24.5%。左半结肠癌和直肠癌发生肺转移的概率高于右半结肠癌,其中中下段直肠癌最常见。不同于其他远处转移,肺转移病变生长相对较慢,总体预后较好。

CRC 骨转移的发生率为 3%~7%,5 年生存率低于 5%,中位生存期为 5~21 个月。近年来,CRC 骨转移的发病率有上升趋势,这可能与综合治疗的进步使转移性结直肠癌(metastatic colorectal cancer, mCRC)的生存期延长以及影像诊断技术的进步有关。有研究表明,肿瘤的部位、分期及组织学类型是 CRC 骨转移发生的高危因素。

腹膜后淋巴结转移仅占 mCRC 的 1%~2%。初诊时合并腹膜后淋巴结转移的较少,根治性手术切除后约 10% 的患者会出现腹膜后淋巴结转移,其中仅 1%~2% 为单独的腹膜后淋巴结转移,常合并其他部位的远处转移。

脑转移发生率为 0.6%~3.2%,其中直肠癌脑转移发生率略高于结肠癌(4.4% *vs.* 2.9%),CRC 原发疾病诊断至脑转移诊断的时间间隔为 20~40 个月,CRC 脑转移发生常晚于其他脏器,如肝、肺、腹膜等远处转移。

二、临床表现

LRRC 局部症状明显,表现为骶丛神经刺激症状,如会阴区下坠感、会阴部疼痛、臀部疼痛、下肢痛,此外还可出现便血、分泌物增多、盆腔感染、出血和肠梗阻,严重影响患者生活质量。

CRC 肝转移早期,患者大多无相关症状。随着肝脏内肿瘤体积逐渐增大,患者会出现右上腹部疼痛,若转移病灶压迫胆道系统,可能出现黄疸表现。部分患者会出现食欲缺乏等症状。

肺转移患者通常不会出现呼吸道症状和体征,常需要通过高分辨率胸部 CT 检查诊断肺内、肺门及纵隔淋巴结转移。若出现癌性淋巴管炎或大面积胸膜转移,患者会出现胸痛、咳嗽等症状。

骨转移最常见的临床表现是侵犯部位疼痛,有些患者会出现病理性骨折、高钙血症、脊髓压迫及脊神经压迫等一系列骨相关事件,严重影响其生活质量。由于直肠静脉丛与椎静脉丛存在丰富的吻合,癌细胞容易向脊柱转移,因此直肠癌较结肠癌骨转移发生率高。结直肠癌骨转移最常见于椎骨,其次是骨盆和长骨。大部分结直肠癌骨转移表现为溶骨性破坏。

腹膜后淋巴结转移可无症状或因局部压迫引起腹痛、腹胀、黄疸、食欲缺乏及腰背部放射性痛。结直肠癌术后出现的腹膜后淋巴结转移常因随访中癌胚抗原(carcinoembryonic, CEA)升高或 CT 表现为腹膜后淋巴结增大而被发现。

脑转移按部位分为脑实质转移和软脑膜转移,按是否有临床症状分为无症状脑转移和有症状脑转移。和其他肿瘤的脑转移相一致,CRC 脑转移症状主要表现为颅内压增高和特异性的神经系统症状及体征,如精神症状、癫痫发作、感觉障碍、运动障碍、失语症及视野损害等。小脑转移瘤可出现眼球震颤、协调障碍、肌张力降低、行走困难及步态不稳等。脑膜转移多以剧烈头痛为主要表现,同时常伴有恶心、呕吐、复视、视物模糊,严重者出现失明、脑神经麻痹、视乳头水肿、出血,也可出现脑膜刺激征。

三、辅助检查

（一）局部复发直肠癌

1. 体格检查　重点是直肠指诊,如肿瘤位于直肠前壁,对于男性应明确肿瘤与前列腺的关系,对于女性则应行三合诊以明确肿物与阴道后壁的关系,检查结束应注意指套是否染血。

2. 结肠镜检及病理学检查　乙状结肠镜检查可发现 60%~70% 以上的距肛缘 25cm 以内的全部直肠和部分乙状结肠的肿物,并取活组织检查。病理诊断是金标准。建议行 DNA 错配修复（mismatch repair, MMR）蛋白表达或微卫星不稳定性（microsatelliteInstability, MSI）检测以明确微卫星状态,合并远处转移的患者建议行鼠肉瘤病毒（rat sarcoma viral oncogene, RAS）,鼠类肉瘤滤过性毒菌致癌同源体 B（v-raf murine sarcoma viral oncogene homolog B, BRAF）基因检测。

3. 影像学检查　MRI 是评估 LRRC 的关键诊断方式之一。盆腔 MRI 可明确复发肿瘤的精确定位、与坐骨切迹的最近距离、与骶骨及血管的关系。直肠腔内超声检查相较于 MRI,可以更好地诊断鉴别 T1 和 T2 分期,对淋巴结转移也有一定诊断价值。推荐行胸部 CT、腹部 CT、盆腔 CT 以除外远处转移。PET/CT 有助于对病情复杂、常规检查不能确诊或可疑 LRRC 的诊断。

4. 血液学检测　肿瘤标志物,特别是 CEA、CA19-9 是直肠癌较常用的标志物。可疑肝转移时可检测 AFP,疑有腹膜、卵巢转移建议检测 CA125。此外,需要行血常规、肝肾功能、粪便常规及便潜血等常规检查。

2022 年 CSCO 对 LRRC 诊断如下。

（1）Ⅰ级推荐:临床症状、体征、肛门指诊（女性含经阴道指诊）、血 CEA 及 CA19-9、电子结肠镜 + 活检、盆腔 MRI 增强扫描、胸腹 CT 增强扫描。

（2）Ⅱ级推荐:盆腔 CT 增强扫描、直肠腔内超声、盆腔 / 会阴肿物穿刺活检。

（3）Ⅲ级推荐:PET/CT,手术探查活检。

（二）肝转移

1. 常规检查　常规进行血 CEA、CA19-9 等肿瘤标志物和病理分期评估外,同时应行腹部 CT 增强扫描等影像学检查,用于筛查及诊断肝脏转移瘤。对于 CT 高度怀疑但不能确诊肝转移的患者,可行血清 AFP、肝脏超声造影和肝脏 MRI(平扫 + 增强)检查。PET/CT 检查不作为常规推荐,但针对 CT 和 MRI 不能确诊的结直肠癌肝转移疑似病例,PET/CT 仍有其应用价值。肝转移灶的经皮针刺活检仅限于病情需要时应用。

2. **基因检测**　推荐所有 CRC 肝转移患者行 RAS 基因检测,包括 Kirsten 大鼠肉瘤病毒癌基因同源物(Kirsten rats arcomaviral oncogene homolog, KRAS)第 2、3、4 外显子以及成神经细胞瘤 RAS 病毒癌基因同源物(Neuroblastoma RAS viral oncogene homolog, NRAS)第 2、3、4 外显子的检测,同时推荐进行 BRAF V600E 突变检测,有助于选择治疗方案及预测预后。建议行 MMR/MSI、尿苷二磷酸葡萄糖醛酸基转移酶 1A1(uridine diphosphate glucuronosyl transferase 1A1, UGT1A1)及人表皮生长因子受体 -2(human epidermal growth factor receptor 2, HER2)检测,为晚期患者治疗方案的选择提供依据。当无法获取肿瘤组织进行检测时,可考虑液态活检技术。

3. **临床危险因素评分**　1999 年 Fong 提出的临床危险因素(clinical risk score, CRS)包括以下 5 项参数:原发肿瘤淋巴结阳性、同时性转移或异时性转移距离原发灶手术时间 <12 个月、肝转移瘤数目 >1 个、术前 CEA 水平 >200ng/mL、转移瘤最大直径 >5cm。每符合 1 项计 1 分(0~2 分为 CRS 评分低,3~5 分为 CRS 评分高)。其中 0 分患者的 5 年生存率达到 60%,而 5 分患者的 5 年生存率仅为 14%。CRS 评分可为患者提供个体化预后信息,并在一定程度上影响医生对患者的治疗决策。但 CRS 评分仅限于临床因素,做不到准确预测。肝转移灶局部治疗方案的选择可酌情参考 CRS 评分。

（三）肺转移

1. **影像学检查**　对于怀疑肺转移的患者,首选高分辨率胸部 CT,不建议采用其他影像学检查,如 X 线胸片和 MRI。推荐采用胸部 CT 增强扫描诊断纵隔及肺门淋巴结转移。

2. **病理学检查**　病理学上,CRC 肺转移需要与原发肺腺癌相鉴别。对于分化差的转移性结直肠腺癌以及特殊类型腺癌,如黏液腺癌、印戒细胞癌、肺原发低分化腺癌、黏液腺癌及印戒细胞癌,单一参考形态学难以区分病理类型,可依据免疫组织化学或详细临床病史加以鉴别。若为 CRC 肺转移,细胞角蛋白 20(cytokeratin 20, CK20),尾状同源盒转录因子 -2(caudate homologous box 2, CDX-2)和特异 AT 序列结合蛋白 2(specific AT sequence binding protein, SATB2)为阳性;若为原发性肺腺癌,CK7、甲状腺转录因子 -1(thyroid transcription fator-1, TTF-1)和 Napsin-A 等阳性。

3. **基因检测**　推荐常规进行 KRAS、NRAS、BRAF 基因检测以及微卫星不稳定性或错配修复蛋白检测。对于肺转移患者,由于其分子特征与原发灶存在差异,因此在条件允许的情况下,可考虑行肺转移灶的相关分子检测,以便制订治疗方案。但对于无法获取转移灶组织标本的患者,可考虑使用液体活检技术进行相关基因及分子标志物的检测。

（四）骨转移

1. 影像学检查　高度怀疑骨转移的患者首选 CT 增强扫描联合放射性核素显像（emission computed tomography, ECT）检查。MRI 扫描能在骨转移早期侵犯骨髓而尚未累及骨皮质时即观察到异常,不仅可以确定肿瘤病灶范围,更能了解肿瘤压迫脊髓的程度,对于怀疑脊柱转移或伴有神经系统症状的患者可补充 MRI 检查明确诊断。PET/CT 诊断骨转移的灵敏度和特异度优于 ECT,并且可以评价全身骨骼受累的情况以及肿瘤的全身分期情况,必要时可行 PET/CT 检查。

2. 病理学检查　病理学诊断是 CRC 骨转移确诊的金标准。当仅出现单发或孤立性骨质破坏病灶,临床诊断 CRC 骨转移有疑问时,推荐进行骨活检确诊。对于脊柱和骨盆的特殊部位的骨转移病灶,C 型臂术中透视或 CT 引导下的穿刺活检是诊断的标准方式,尽可能选择溶骨性区域用穿刺针切割或抽取肿瘤组织。

（五）腹膜后淋巴结转移

1. 影像学检查　腹膜后淋巴结区的定义为上界位于腹腔干起点上方,下界位于腹主动脉分叉处,两侧界为两侧输尿管。CT 和 MRI 是腹膜后淋巴结理想的影像学诊断方式。影像诊断存在较大难度,诊断腹膜后淋巴结转移的淋巴结短径 cut-off 值尚未完全明确,通常建议把 10mm 作为 cut-off 值,建议以多学科团队的讨论意见为准。PET/CT 有更高的病灶检出率,可考虑使用。

2. 病理学检查　组织病理学是诊断肿瘤的金标准,但常因腹膜后淋巴结位置深,难以操作而无法进行。

（六）脑转移

MRI 相比于 CT 具有多序列成像、软组织对比度高、更好的分辨率和精确性的优势,对颅内微小转移病灶、多转移病灶、软脑膜转移、脑水肿的诊断具有重要价值,是 CRC 脑转移诊断和治疗评价最重要和首选的检查方法。对存在 MRI 检查禁忌的患者可行 CT 检查,推荐行 CT 平扫进行脑转移的初步筛查。当 CT 提示脑转移征象时,再行 MRI 完善检查。PET/CT 可同时了解原发病灶、颅内转移病灶、颅外转移病灶的情况,根据病情需要可考虑选择。PET/MR 一体机在脑转移中具有良好的应用前景。对怀疑存在软脑膜转移的患者,脑脊液细胞学检查见癌细胞可明确诊断。

第二节 技 术 流 程

一、局部复发直肠癌

对于既往无盆腔放疗史的 LRRC 的放疗原则可参考直肠癌术前放疗,本章主要讨论既往接受盆腔放疗的 LRRC 的再程放疗。对于 LRRC 的再程放疗,德国的一篇文章阐释了其理论基础,指出术前 45~50Gy(单次 1.8~2Gy)/5Gy×5 次放疗或术后放疗,仅旨在杀灭镜下肿瘤细胞,因此照射剂量为正常组织最大耐受剂量的 70%。

小肠对辐射敏感,是直肠癌盆腔放疗的重要剂量限制器官,如果部分小肠在复发病灶的照射范围内,将影响再程放疗的实施。再程放疗可照射的病灶体积不仅取决于之前接受的放疗总剂量,还取决于首程放疗和再程放疗的间隔时间。小肠在允许耐受剂量范围内,首程给予 50Gy 或 5Gy×5 次照射,再程放疗有可能给予 30~40Gy 的剂量。如再程放疗的靶区体积很小,在不产生严重毒性的情况下,可给予更高的照射剂量。

30~40Gy 的再程放疗剂量单独应用不足以作为根治剂量,但术前放疗联合挽救性手术是有显著获益的,可考虑与氟尿嘧啶类药物同步应用,30~40Gy 的剂量可取得良好的姑息治疗效果。治疗计划强烈建议采用 3D 计划。对于既往放疗的 LRRC 患者,再程放疗可选择的照射技术有外照射,包括常规分割照射、超分割照射、立体定向放疗,此外还可联合术中放疗。重离子放疗和放射性粒子植入也可考虑应用于 LRRC 的再程放疗中。有小样本研究结果提示,对于 LRRC 经历放疗甚至再程、三程放疗后未控制肿瘤,仍存在明显症状的患者,在安全的前提下,可考虑行放射性粒子植入治疗。术中放疗及放射性粒子植入应用较少,不在文中赘述。

二、肝转移

无肝硬化时全肝平均安全照射剂量为 30Gy。随着放射治疗技术的不断进步,3DCRT 和 IMRT 可增加肿瘤局部的照射剂量,提高肝转移瘤的局部控制率,同时最大程度地降低周围正常肝组织照射剂量,减少放射性肝损伤等并发症。对于 CRC 肝转移病灶无法获得 R0 切除时,可以考虑 SBRT。主要依据以下几个关键因素来确定患者是否适合接受肝转移瘤 SBRT,如表 7-1。另外,在毒性可控和技术允许的前提下,多个病灶可以同时照射。

表 7-1 肝转移病灶 SBRT 适应证

考虑因素	适合	可能适合	不适合
肝脏转移灶数目 / 个	≤3	4	≥5
最大病灶直径 /cm	1~3	3~6	>6
肝功能	Child-Pugh A 级	Child-Pugh B 级	Child-Pugh C 级
正常肝脏体积 /cc	>1 000	≥700 且 <1 000	<700
与危险器官的距离 /cm	>0.8	0.5~0.8	<0.5

三、肺转移

肺转移病灶放疗是有效的局部治疗手段,随着放疗和影像技术的发展,SBRT 在早期肺癌以及肺转移病灶治疗中的应用越来越广泛。目前,主要采用 SBRT+IGRT 技术。

肺转移灶 SBRT 的适应人群尚无国际共识,CRC 肺转移病灶是否采用放疗,需要考虑以下因素:①肺转移病灶数量和肿瘤大小及分布:通常认为肺转移病灶数量以 1~3 个为宜,小病灶最多不超过 5 个,转移灶体积不宜过大,以最大直径≤5cm 为宜;②肺部是否合并基础疾病:既往研究显示,合并间质性肺疾病患者接受肺部 SBRT 后 2~5 级放射性肺炎发生率升高;③年龄:并非制约 SBRT 使用的因素。

四、骨转移

放疗能够缓解结直肠癌骨转移患者疼痛和脊髓压迫症状,改善生活质量,预防病理性骨折等骨相关事件发生。可采用的放疗技术包括外照射和放射性核素治疗。若骨转移病灶局限且病灶数目较少,尽量采用 SBRT,可提高照射的精准度和骨转移病灶局部的照射剂量,提高局部控制率,同时降低周围正常组织如脊髓的照射剂量及晚期毒性风险,减少并发症。

放射性核素治疗也是骨转移瘤的有效治疗手段,但由于放射性核素治疗的骨髓抑制发生率相对较高,且恢复较慢,不推荐作为首选治疗方案,仅考虑用于全身广泛骨转移患者。

五、腹膜后淋巴结转移

腹膜后淋巴结邻近小肠、脊髓等放射敏感器官,限制了传统放疗的放射剂量。放疗技术的进步使腹膜后淋巴结放疗的精准性提高,在正常组织不超量的情况下,可增加淋巴结局部放射剂量,从而获得更高的局部控制率。

六、脑转移

结直肠癌脑转移和其他实体瘤脑转移的治疗原则相一致,推荐在多学科指导下全身治疗与局部治疗相结合,包括手术治疗、放疗、化疗和靶向治疗。缓解脑转移所致的神经系统症状、改善神经功能、提高患者生存质量、延长生存期是主要的治疗目的。放疗是重要的局部治疗手段,根据转移瘤的数目、体积、部位、GPA(graded prognostic assessment)评分,选择全脑放疗(whole brain radiotherapy,WBRT)或 SBRT,包括立体定向放射外科(stereotactic radiosurgery,SRS),分次立体定向放射治疗(fracionated stereotactic radiotherapy,FSRT),大分割立体定向放射治疗(hypofractionated stereotactic radiotherapy,HSRT)。

第三节　靶区勾画

一、局部复发直肠癌再程放疗

(一)定位与扫描条件

定位和放疗前强调排气、排便,口服造影剂或饮水 1 000mL,充盈膀胱。可采取仰卧位或俯卧位,俯卧位加"腹板"可以使小肠盆腔环偏离靶体积,但摆位重复性差,舒适性欠佳,仰卧位重复性较好。对于粒子治疗来说,精确的定位更为关键,因此仰卧位突显其优势,直肠癌患者俯卧位与仰卧位的选择应因人而异。可用真空垫、体膜等装置固定体位。

定位 CT 扫描范围为上至 L2/L3,下至小转子下方 4cm 或上至膈顶,下至股骨上中 1/3 段,扫描层厚 3~5mm,可行 CT 增强扫描和定位 MRI 扫描融合,辅助靶区勾画,MRI 在分辨 GTV 的范围和勾画尿道等正常组织方面有优势。

(二)靶区勾画

原发肿瘤靶区(gross tumor volume,GTV),淋巴结肿瘤靶区(gross tumor volume of the lymph node,GTVnd),临床靶区(clinical tumor volume,CTV),计划靶区(planning tumor volume,PTV)。

基于《直肠癌靶区勾画和计划设计指南》,对再程放疗靶区定义如下:GTV 包括复发肿瘤,如适用可外扩到危及器官(organ at risk,OAR)。如肿瘤纤维化,GTV 应包括整个纤维化区域,只有当肿瘤与纤维化可以明显区分时,GTV 可缩小到只包含可区分的肿瘤。如诱导化疗后肿瘤完全缓解,GTV 即诱导化疗后的瘤床或纤维化。CTV 为 GTV 外扩 1.0cm,应包括所有不能根治性切除或再复发的危险区域。如 nCRT 前化疗，所有化疗前 GTV 必须包括在 CTV 中。考虑到肿瘤的复发特点和由于既往手术导致的解剖边界的消失，不允许根据 OAR 调整 CTV，但如不存在骨侵犯，允许根据骨调整 CTV。多灶性复发应包括在一个 CTV 中。选择性淋巴结区域勾画只建议在未接受放疗的患者中应用。PTV 建议为 CTV 外扩 0.5~1.0mm。

（三）直肠癌再程放疗靶区勾画示例

1. **病例 1**　患者因"诊断直肠癌 5 年半，直肠癌术后盆腔复发 1 天"入院。5 年半前确立直肠腺癌（T3N1M0 Ⅲ b 期）的临床诊断，完成直肠癌术前卡培他滨同步调强放疗，放疗结束后 8 周行腹腔镜辅助腹会阴联合直肠癌根治术，术后未遵医嘱序贯化疗及定期复查。半年前患者出现肛周疼痛不适感，未予以诊治，症状逐渐加重。1 天前患者复查盆腔 MRI 检查，提示右侧盆壁肿块，考虑直肠癌术后复发，累及右侧肛提肌。

2. **靶区勾画示例**　直肠癌再程放疗 GTV 勾画如图 7-1。

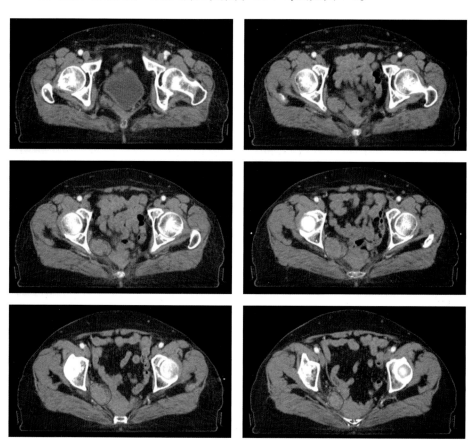

图 7-1　直肠癌再程放疗靶区勾画示例（红色为 GTV）

二、肝转移

（一）定位与扫描条件

患者取仰卧位，可采用负压真空垫和热塑网膜两种固定方法。可采用腹部加压装置限制呼吸运动导致的肿瘤移动。推荐同时采用 CT 和 MRI 定位，MRI 可以更清晰地显示肿瘤边界，并区分水肿、肿瘤和正常肝组织。有条件者可行 PET/CT 定位或融合，有利于识别肿瘤，减小靶区勾画差异。

（二）靶区勾画

1. 肿瘤靶区　对于肝转移病灶，GTV 定义为影像学上可见的大体肿瘤。

2. 计划靶区　PTV 需要根据实际应用的照射技术与工作条件，综合考虑呼吸运动引起的 ITV 和摆位引起的误差，在 GTV 的基础进行外扩。

（三）靶区勾画图示

1. 病例 2　患者因"直肠癌肝转移术后 11 个月，发现肝右叶结节 1 个月"入院。患者 1 年半前诊断为直肠癌肝转移，术前行西妥昔单抗联合 FOLFOX 方案治疗 9 个疗程后行腹腔镜下直肠前切除术、肝转移瘤切除术及肝肿物消融术，术后行 FOLFOX 方案继续化疗 3 个疗程。1 个月前复查 CT 提示肝右叶新增低密度灶，考虑转移。

2. 靶区勾画示例　肠癌肝转移靶区勾画如图 7-2。

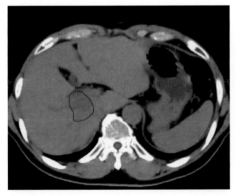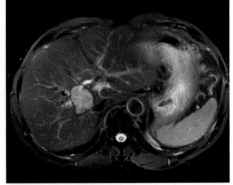

图 7-2　肠癌肝转移靶区勾画示例（红色为 GTV）

三、肺转移

（一）定位与扫描条件

患者采用仰卧位，双手抱肘上举过顶，采用热塑体模、真空垫固定、立体定向体架等装置固定。因肺部病灶受呼吸运动影响显著，故要注意对患者进行恰当的呼吸运动管理。

常用的呼吸运动管理方法包括 4D-CT，主动呼吸控制（active breath control，ABC），腹压，门控（gating）和跟踪（tracking）。其中 ABC 用于运动幅度较大（如 >1cm），治疗分次≤5 次，且能耐受屏气的患者。4D-CT 至少需要 6 个时相，或使用平均 / 最大密度投影的重建方法。CT 定位扫描，扫描范围上界至胸廓入口，下界至第 2 腰椎下缘。扫描层厚 3~5mm。有必要时可考虑 PET/CT 定位。

（二）靶区勾画

1. **GTV**　能够诊断出可见的、具有一定形状和大小的恶性病变范围。

2. **ITV**　对于行 4D-CT 扫描的患者，不同吸气和呼气状态下的 GTV 融合形成 ITV。

3. **CTV**　在 SBRT 技术中，目前通常认为 CTV=ITV。

4. **PTV**　在 ITV 头脚方向外扩 1.0cm，四周外扩 0.5cm。

（三）靶区勾画图示

1. **病例 3**　患者因"直肠癌术后 5 年余，肝转移术后 3 年，发现肺部结节 2 周"入院。患者 5 余年诊断为直肠腺癌，行直肠癌根治性切除术，术后分期为 pT1N1cM0Ⅲa 期，术后行辅助化疗。3 年前诊断为直肠癌肝转移，行肝转移灶切除术，术后化疗 6 个周期。2 周前复查 CT 提示肺部结节，考虑转移。

2. **直肠癌肺转移 SBRT 靶区勾画**　如图 7-3。

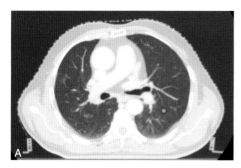
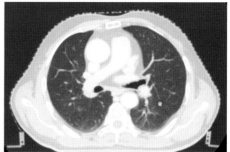
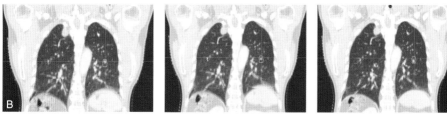

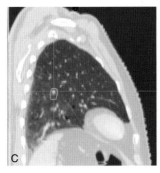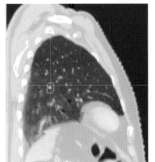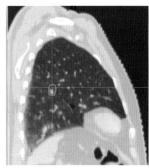

图 7-3　直肠癌肺转移靶区勾画示例

A：基于 4DCT 勾画肺转移 SBRT 靶区示意图，首先在 4DCT 所有时相的横断面图像上完成肿瘤 GTV（红色线条）勾画，然后将 4DCT 所有时相的 GTV 合并形成 ITV（蓝色线条）。B、C：分别显示冠状位和矢状位上不同时相 GTV 和 ITV 的勾画结果。

四、骨转移

（一）定位与扫描条件

患者采用仰卧位，根据不同的转移病灶采用真空袋、面颈肩网和面颈肩架等进行体位固定。最常用的定位方式是 CT 定位，扫描范围根据转移病灶决定，CT 层厚 3mm。有条件者可行 MRI 定位或融合。

（二）靶区勾画

1. GTV　对于骨转移病灶，GTV 定义为影像学上可见的大体肿瘤。

2. CTV　包括整个或者部分受累椎体（一般不包括脊髓）或受累骨骼，对于长骨而言，多推荐骨转移灶周围 2~4cm，或至关节平面。也有根据椎体累及范围界定更小 CTV 的共识。

3. PTV　各放疗中心根据具体验证结果而设置 PTV 外放距离，注意危及器官保护。

（三）靶区勾画图示

1. 病例 4　患者因"直肠癌术后 1 年，发现椎体转移 1 个月"入院。患者 1 年前诊断为直肠癌，行直肠癌根治性切除术，术后分期为 pT4aN2aM0 Ⅲ 期。术后 3 个月复查提示双肺多发转移，行姑息性化疗，定期复查。化疗 9 个疗程后，CT 检查提示双肺多发结节，考虑转移瘤，大小较前相仿，空洞较前增多，第 1 腰椎、第 3 腰椎椎体及骶骨左侧多发骨质破坏，考虑肠癌转移。

2. 肠癌骨转移靶区勾画示例 1　如图 7-4。

3. 病例 5　患者因"直肠癌术后 2 年半，双下肢麻木 1 周"入院。患者 2 年半前诊断为直肠腺癌，行直肠癌根治性切除术。术后行辅助化疗。1 周前出现双下肢麻木，MRI 提示第 4 腰椎椎体及左侧附件信号异常，考虑肠癌骨转移。

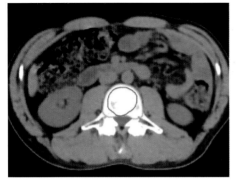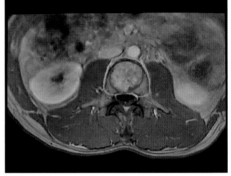

图 7-4 肠癌骨转移勾画示例 1（红色为 GTV，绿色为 CTV）

4. 肠癌骨转移靶区勾画示例 1 如图 7-5。

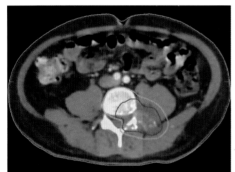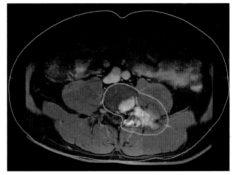

图 7-5 肠癌骨转移勾画示例 2（红色为 GTV，绿色为 CTV）

五、腹膜后淋巴结转移

（一）定位与扫描条件

患者采用仰卧位，以体模或真空垫固定。CT 定位扫描，层厚为 3~5mm。扫描范围上界为第 5 胸椎水平，下界至股骨上中 1/3 段。建议患者在不过敏的前提下行静脉造影增强扫描，以清楚显示肿瘤和血管。推荐有条件的医疗中心同时应用 MRI 定位。CT/MRI 融合有助于明确肿瘤范围，以便更精确地进行靶区勾画。

（二）靶区勾画

1. GTV 影像检查所发现的所有受累淋巴结。

2. CTV GTV 及腹膜后淋巴引流区。CTV 勾画的参考边界如下。

（1）前界：腹主动脉及下腔静脉前缘，如有可见肿大淋巴结时 CTV 在淋巴结外扩 3~5mm。

（2）后界：椎体前缘，如有可见淋巴结侵犯椎体时，CTV 在 MRI 可见的病灶范围外扩 3~5mm。

（3）左界:左侧腰大肌,如有可见肿大淋巴结时,CTV 在淋巴结外扩 0.3~0.5cm。

（4）右界:下腔静脉右缘,如有可见肿大淋巴结时,淋巴结外扩 0.3~0.5cm。

（5）上下界:在可见肿大淋巴结的上下方延伸至少 2~3cm。

3. PTV　CTV 外扩 5~7mm,PGTV 为 GTV 外扩 0.5~0.7cm。当使用 SBRT 时,PTV 为 GTV 在各个方向上外扩 0.2~0.4cm。

（三）靶区勾画图示

1. **病例 6**　患者 70 岁,男性,因"诊断直肠癌 10 个月,发现腹膜后淋巴结增大 2 周"入院。患者 10.5 个月前诊断为直肠腺癌(cT4aN2MO Ⅲ 期)。行直肠癌新辅助同步放化疗,后行直肠癌根治术,术后行辅助化疗。2 周前行常规复查,CT 提示腹膜后淋巴结增大,考虑转移。

2. **直肠癌腹膜后淋巴结转移放疗靶区勾画**　如图 7-6。

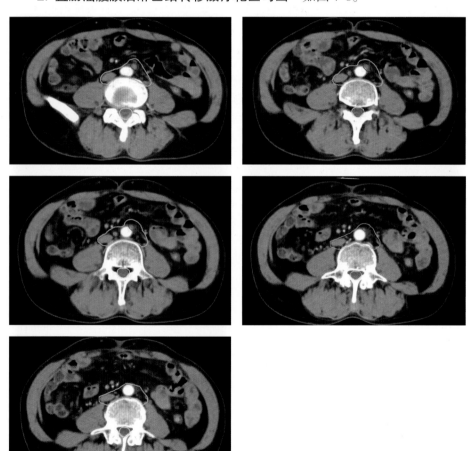

图 7-6　直肠癌腹膜后淋巴结转移靶区
勾画示例(红色为 GTV,绿色为 CTV)

六、脑转移

（一）定位与扫描条件

体位采取仰卧位，以头部热塑面罩固定。定位 CT 扫描范围为颅顶至第 2 颈椎下缘水平，扫描层厚：WBRT 推荐 2mm，SRT 推荐 1~1.5mm。因 CT 扫描难以清晰辨识肿瘤边界，强烈推荐行 CT 定位扫描和 MRI 定位扫描融合，扫描图像刚性融合配准辅助靶区勾画，尤其在立体定向放疗时更有意义。MRI 扫描范围和扫描层厚与 CT 定位相一致，分别扫描 T_1 增强序列、T_2 序列、FLAIR 序列，行 MRI 融合扫描的患者 CT 定位可不必须增强扫描。

（二）靶区勾画

GTV 为脑转移病灶。WBRT 时 CTV 为全脑。由于脑转移瘤通常具有比较明确的边界，在 T_1 增强序列的 MRI 扫描图像上，强化的边缘等同于肿瘤的边界，因此在未行手术治疗的脑转移瘤 SBRT 靶区勾画时一般不需要外扩 CTV，但脑转移瘤术后靶区勾画需要外扩 0.2~0.3cm 为 CTV。 WBRT 推荐 CTV 外扩 0.3cm 形成 PTV，SBRT 根据固定装置、固定技术、治疗设备的系统误差和摆位误差，PTV 外扩一般不超过 0.2cm。需要勾画视神经、视交叉、晶体、脑干、垂体等作为危及器官进行剂量限制。

（三）脑转移 SBRT 靶区勾画示例

1. **病例 7**　患者因"大便带血 3 个月，右下腹痛 1 个月"就诊。病理诊断:（自肛缘至距肛门 5cm）腺癌;（锁骨上淋巴结）恶性肿瘤，肿瘤细胞呈腺样排列，结合免疫组化符合腺癌，以肠道来源可能性大。盆腔 MRI 提示直肠下段邻近肛管偏右侧占位，病灶与右侧肛提肌关系密切。PET/CT 提示直肠下段肠壁增厚，伴糖代谢增高，左侧颈后间隙及锁骨上窝、上纵隔食管旁、第 9 胸椎左旁、左侧膈脚后、腹主动脉旁、双侧髂血管旁、左侧腹股沟多发淋巴结转移、双肺转移。NGS 提示 RAS 基因野生型。行 6 个周期西妥昔单抗联合 XELOX 方案化疗后，PET/CT 提示病灶完全缓解，给予卡培他滨维持治疗 2 个月后出现抽搐、头晕、视物模糊，行头部 MRI 提示多发脑转移瘤。

2. **直肠癌多发脑转移靶区勾画示例**　全脑放疗同步肿瘤区加量照射 GTV、CTV 勾画如图 7-7。

3. **病例 8**　患者因"直肠癌术后 6 年，头晕 1 个月"就诊。术后病理:中分化腺癌，侵及肌层外结缔组织，肿瘤体积 6.0cm × 5.0cm × 1.5cm，神经可见癌细胞浸润，脉管未见明确癌细胞浸润，两切缘及环周切缘未见癌细胞，肠周淋巴结癌转移（6/30）。术后行 XELOX 方案化疗 6 个周期及术后放疗。1 个月

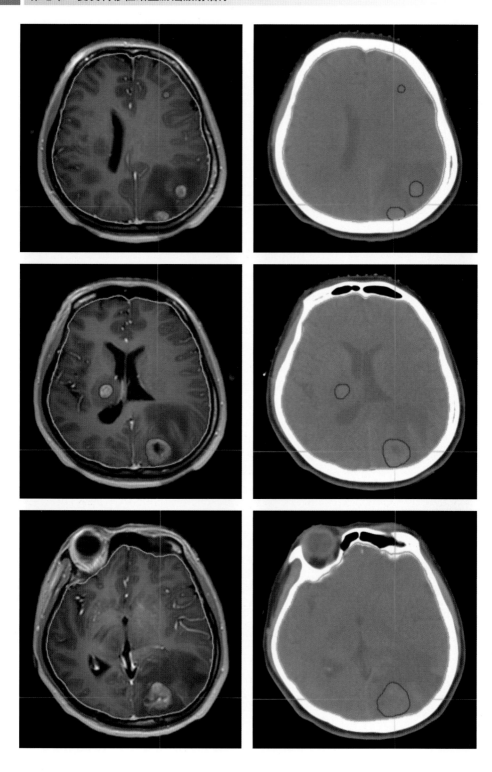

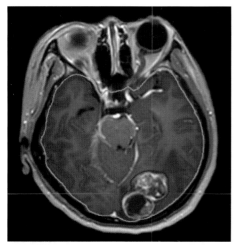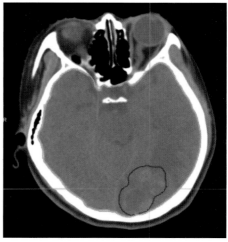

图 7-7 全脑同步肿瘤区域加量靶区勾画示例

（红色为 GTV，绿色为全脑 CTV）

前患者出现头晕，行头部 CT 平扫 +MRI 增强扫描：左侧额叶可见团块状病灶，T_1WI 呈低信号，T_2WI 及压水像呈稍高信号，DWI 呈稍高信号，增强扫描呈不均匀明显强化，长径约 3.5cm，病灶累及邻近大脑镰，呈条形强化影，病灶周围可见片状水肿带。

4. 直肠癌脑转移 SBRT 靶区勾画示例 直肠癌脑转移 SBRT 的 GTV 勾画如图 7-8。

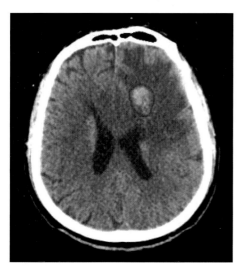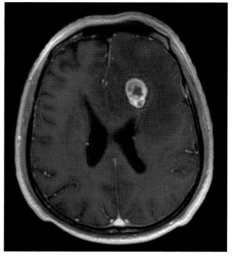

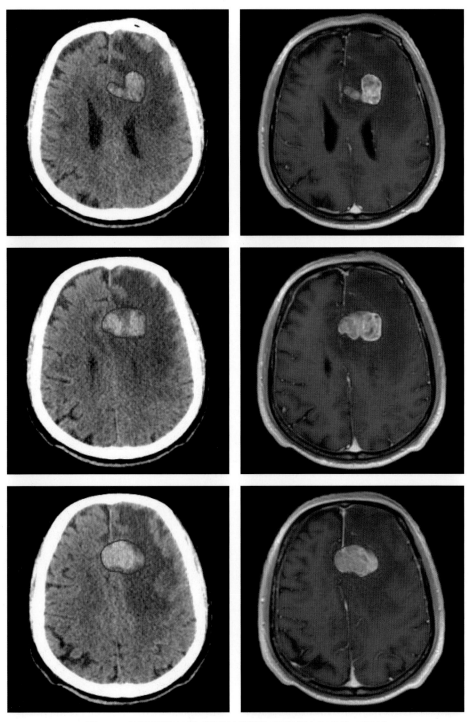

图 7-8　直肠癌脑转移 SBRT 靶区勾画示例（红色为 GTV）

第四节　照射技术与剂量分割

一、局部复发直肠癌再程放疗

对于复发直肠癌再程放疗推荐的照射技术为 3DCRT 或 IMRT 以上的精确放疗技术,包括 IMRT、VMAT、TOMO、质子放疗、碳离子放疗。

既往接受过盆腔放疗的局部复发直肠癌再程放疗的照射剂量和分割模式,需要根据首次照射剂量决定再程照射剂量,一般为 30~40Gy,推荐应用超分割放疗,1.2~1.5Gy/F,2F/d,两次照射间隔 6 小时以上。有术中放疗条件的可加用术中放疗,选择 6~18MeV 电子线,照射剂量 12~15Gy。

局部复发直肠癌再程放疗的技术和剂量分割方案相关研究如表 7-2。再程放疗采用的剂量分割模式多为超分割,单次 1.2Gy,仅 1 个研究的超分割剂量为单次 1.5Gy,再程放疗的中位总剂量为 30.6~36.0Gy,靶区为 GTV 外扩 2~4cm。

二、肝转移

对于不可手术的结直肠癌肝转移瘤,可采用 3DCRT、SBRT 和 IMRT 这三种体外照射技术。由于全肝放射耐受剂量远低于肿瘤细胞所需的致死剂量,对于大的或多发肝转移灶,常规分割放射治疗仅能起到姑息作用。肝脏 SBRT 治疗有许多不同的剂量分割模式,常用的剂量模式为 24~60Gy/3~10F。在剂量分割方面,需要考虑肿瘤大小、部位(与危及器官的关系)、正常肝脏体积以及肝脏的基础功能等因素,根据患者的实际耐受情况去选择。对于不同大小的肝转移瘤,有研究表明可以给予不同的照射剂量。在不同分次模式下,需要进行计算和调整。在正常组织可耐受的前提下,为达到满意的局部控制率,要求 BED≥100Gy,但最佳的 BED 剂量尚不清楚。

三、肺转移

依据肺转移灶直径、生长部位及与周围脏器关系确定 SBRT 总剂量和分次数,可以参考肺癌 SBRT 剂量分割模式,如表 7-3。对于中央型病变,如肿瘤与纵隔、支气管树、食管、心脏、臂丛、大血管、脊髓、喉返神经或膈神经等间距 2cm 以内者,或根据 RTOG0813 报告 PTV 与纵隔胸膜相接者,SBRT 剂量一般

表 7-2 再程放疗技术、剂量分割方案

作者（发表时间）	放疗方案 分次剂量/总剂量	再程放疗剂量 中位数（范围）	靶区	技术	累积剂量 中位数（范围）	同步化疗
Ng（2013年）	1.8Gy/39.6Gy	39.6Gy（20~39.6Gy）	GTV CTV=GTV+1cm PTV=CTV+1cm	2~4 照射野 3DCRT 或 IMRT	87.3Gy（44.4~108Gy）	5-FU
Sun（2012年）	1.2Gy bid/30~36Gy（n=18） 不可切除者：重新勾画 GTV，总量 51.6~56.4Gy（n=54）	50.2Gy（30~66Gy）	GTV CTV=GTV+1cm PTV=CTV+1cm	5~8 照射野 3DCRT	NR	卡培他滨
Koom（2012年）	1.8~3Gy/NR		GTV+2~3cm	3DCRT 或 IMRT 或 TOMO	103.3Gy（81~119.4Gy）	是
Das（2010年）	1.5Gy bid/30~39Gy[a]	39Gy 30Gy	GTV+2~3cm	3 照射野	NR	卡培他滨
Valentini（2006年）	1.2Gy bid/30Gy（PTV2） +1.2Gy bid/10.8Gy（PTV1）	40.8Gy	GTV+4cm（PTV2） GTV+2cm（PTV1）	3DCRT	NR	5-FU
Mohiuddin（2002年）	1.2Gy bid/30Gy+推量 6~20Gy[b]（n=43） 或 1.8Gy/30.6Gy+推量 6~20Gy（n=60）	34.8Gy（15~49.2Gy）	骶前区和 GTV+2~4cm 推量：GTV+2cm	2 侧野照射或 3 照射野	85.8Gy（70.6~108Gy）	5-FU

注：1. bid：2F/日；2. GTV：大体肿瘤靶区；3. CTV：临床靶区；4. PTV：计划靶区；5. 3-野：1后+2侧野；6. 3DCRT：三维适形放射治疗；7. IMRT：调强放射治疗；8. 5-FU：5-氟尿嘧啶；9. NR：未报道。

a 如与首次放疗间隔≥1年，再程放疗剂量为39Gy，如与首次放疗间隔<1年，再程放疗剂量为30Gy。

b 如首次放疗时间间隔>1年，则给予更高推量。

表 7-3　肺癌立体定向放疗剂量分割模式推荐

肿瘤特征	分割次数 / F	总剂量 / Gy
周围型、直径 <5cm、病灶数 <5	3~5	35~60
中央型	8~10	60~70
超中央型	6~15	50~60

为 6~8G/ F,共 8~10 次。对于超中央型病变,如肿瘤邻近或累及主支气管或大血管,可考虑 6~15 次的剂量分割方案或常规分割照射。对非以上描述类型的周围型病变者,一般为 12~20Gy/F,共 3~5 次。结直肠癌肺转移对放疗的敏感性差于早期 NSCLC。因此,结直肠癌肺转移 SBRT 应考虑提升放疗剂量(如 BED≥125~132Gy),或联合同步化疗 / 靶向增敏等治疗。

四、骨转移

放疗的照射方法包括体外照射和体内照射两类,体外照射即采用直线加速器治疗,体内照射即放射性核素治疗。体外照射主要用于孤立和单发性骨转移。体外照射的主要适应证为经药物系统治疗后仍无法缓解的顽固性疼痛,以及椎体不稳、即将发生病理性骨折和脊髓压迫症的患者,同时可联合双膦酸盐以减轻骨转移引起的疼痛并改善生活质量。美国放射肿瘤学会(American Society for Radiation Oncology, ASTRO)针对骨转移的指南《ASTRO 临床实践指南:外照射放疗缓解症状性骨转移》指出,30Gy/10F、24Gy/6F、20Gy/5F 和 8Gy/F 的分割方案可以达到同等的疼痛缓解效果,如表 7-4。对于再程放疗,正常组织(脊髓)的耐受剂量是主要需要考虑的因素。如放疗后肿瘤复发,主要考虑是由于肿瘤对放射线不敏感。

表 7-4　骨转移 ASTRO 指南建议的放疗剂量分割模式

分割次数 / F	总剂量 / Gy
10	30
6	24
5	20
1	8

全身性放射性核素体内照射对于缓解全身性广泛骨转移的骨疼痛有效,[89]Sr 是目前临床上用于骨转移内照射治疗最常用的放射性核素。

五、腹膜后淋巴结转移

腹膜后淋巴结的放射治疗技术可采用 3DCRT、IMRT 或 VMAT 等照射技术。对于 PTV 的放疗剂量方案可以采用 45~50Gy/25F，5 次 / 周；对 PGTV 可进行同步或再程加量，使 PGTV 的剂量尽量达到 60Gy 以上。对于腹膜后淋巴结寡转移灶，可考虑使用 SBRT 放疗技术，最佳剂量尚不确定，有研究报道使用的 SBRT 剂量为 7~16Gy/F，共 3~6 次。

六、脑转移

WBRT 可采用 3DCRT、IMRT、VMAT 等照射技术，行 WBRT 局部推量照射时需要行 IMRT 或更高级的照射技术。WBRT 可选择的剂量分割方案如表 7-5，患者一般状况欠佳，预后较差，无法耐受标准剂量时，也可以考虑行 20Gy/5 次，用于缓解症状。WBRT 同步转移瘤加量照射时根据全脑照射的分割剂量选择转移瘤的分割剂量。SRS、FSRT 等低分割照射，对治疗精度要求更高，建议采用如射波刀等更为精准的照射技术。根据肿瘤体积推荐 15~24Gy 的最大边际剂量，推荐的分割方案包括 16~20Gy/F、27Gy/3F、30Gy/5F。对于直径 >2cm 的脑转移瘤，美国国立综合癌症网络的《中枢神经系统癌症指南》推荐采用 FSRT 剂量分割模式，其疗效和安全性优于单次 SRS。

表 7-5　WBRT 剂量分割方案推荐

放疗模式	分层	首选方案	可选方案
WBRT	KPS ≥ 60	30Gy/10F	20Gy/5F
			37.5Gy/15F
			40Gy/20F
	KPS<60		20Gy/5F

第五节　临床疗效与不良反应

一、局部复发直肠癌再程放疗

中位剂量≥30Gy 时，较高比例的患者可获得症状缓解，83%~94% 的患者完全或部分疼痛缓解，100% 的患者直肠出血完全消失，超过 80% 的患者胃肠道症状或直肠肿块部分或完全缓解。症状缓解的中位时间：肿物退缩 8 个月，疼痛 9 个月，出血 10 个月。最常见的 3 级或 4 级早期毒性为腹泻和皮肤反应，常见的晚期毒性为胃肠道和泌尿系统并发症，如小肠梗阻、瘘管、狭窄、慢性腹泻和膀胱炎。

二、肝转移

常规分割放疗可减轻肝转移灶侵犯而引起的疼痛或黄疸。当肝转移病灶的直径 <3cm 时，SBRT 可以达到大于 90% 的局部控制率；当肝转移病灶直径为 3~6cm 时，需要考虑正常肝组织体积和肝功能储备是否足够，在足够的前提下也可以考虑进行 SBRT 治疗，同样也能取得良好的肿瘤控制效果。

SBRT 在治疗结直肠癌肝转移时是安全有效的。出现 3 级以上不良反应的概率小于 5%，主要涉及的脏器有肝脏、小肠、胃、食管、肾脏、脊髓等。随着认识增加，对正常组织限量的相关规范不断完善，预计严重毒性会进一步降低。其他一些可能出现的早期不良反应包括恶心、呕吐、食欲缺乏、发热及寒战等。

三、肺转移

结直肠癌肺转移患者接受 SBRT 后，2 年肿瘤局部控制率为 53%~96%。但如果剂量较高（BED>94Gy），局部控制率可达 90% 以上，相应的 1 年、2 年及 5 年 OS 率分别为 83%~100%、43%~76% 和 39%~49%，与手术治疗的生存率相似。肺是并联器官，小范围的高剂量照射不会影响呼吸功能，因此 SBRT 耐受性较好，3 级不良反应发生率小于 5%，4 级及以上不良反应很少报道。

四、骨转移

在接受放疗后，有 60%~90% 患者的骨转移疼痛显著缓解，其中 33% 的患者疼痛症状可获得完全缓解，极大减少了患者对镇痛药物的依赖，提高了患者的生存质量。尽管放疗对缓解骨转移症状及控制肿瘤有效，但对于溶骨性肿瘤所造成的骨基质缺失的作用有限。骨转移姑息性放疗的常见不良反应包括骨髓抑制、消化道反应以及皮肤损伤。

为减少放疗的不良反应，应严格限制 OAR 剂量，采用牢固的体位固定、精准的靶区勾画、影像实时验证等。针对脊柱肿瘤立体定向放疗常见毒性和处理原则如表 7-6。

表 7-6　脊柱肿瘤立体定向放疗常见毒性及处理原则

放射毒性	发生率	处理
神经毒性（脊髓、臂丛、神经根损伤等）	5% 以下	营养神经治疗，一些患者在使用皮质类固醇（5~10mg 地塞米松）后表现出病情稳定或一定程度的改善。另有报道称，应用华法林或高压氧治疗有一定效果
暴发痛	约 25%	皮质类固醇（5~10mg 地塞米松），止痛对症治疗
脊椎压缩性骨折	约 15%	避免单次剂量≥20Gy，外科固定，骨水泥治疗
食管炎（≥G3 级）	10% 以下	应用多分次照射方案（3~5 次），皮质类固醇（5~10mg 地塞米松），抗生素，止痛对症治疗

五、腹膜后淋巴结转移

放疗对孤立性腹膜后淋巴结转移可实现根治性治疗的目的。对于合并其他部位转移的腹膜后淋巴结放疗可起到姑息减症的作用。对于孤立性腹膜后淋巴结转移，放疗的 3 年局部控制率为 34.1%~70%，3 年的总生存率为 64.7%~75.8%，与手术治疗的生存率相似。放疗常见不良反应为胃肠道不良反应，如恶心、腹泻，但 3 级不良反应发生率小于 5%，副作用可控。

六、脑转移

《中国结直肠癌脑转移多学科综合治疗专家共识（2020 版）》推荐：SRT 治疗适用于脑转移病灶 <4 个、病灶直径 <3.5cm、位置较深、在运动语言中枢内或附近的一般状况好的患者。相比于 WBRT，SRT 具有更少的副作用及更好的局部控制效果，局部控制率可达 84%~94%。脑转移瘤体积大小与局部控制情况密切相关，体积 <5cm³ 时局部控制率为 86%，体积≥20cm³ 时局部控制率为 52%。

在 SRT 治疗脑转移瘤过程中，常见的急性不良反应包括因脑水肿加重引起的恶心、头痛和神经功能障碍，此外 SRT 最严重的并发症也需要引起重视。其原因可能与血管内皮细胞损伤及自身免疫反应有关，放射性脑坏死的发生与 SRT 的放射剂量及靶区体积等因素相关，注意鉴别放射性脑坏死与肿瘤未控或复发。对于生存期较长的患者，WBRT 后会出现明显的认知功能恶化、听力损伤等晚期毒性。

第六节 临床研究进展

与传统光子放疗相比,重离子放疗具有显著的物理学优势。重离子在体内可形成布拉格峰,可以对病灶区域选择性照射,杀伤肿瘤细胞的生物效果明显,对周围组织损伤最小,并且对X线抵抗的肿瘤也有显著疗效。2021年日本筑波大学医院质子医学研究中心发表了一篇小样本回顾性研究,证实了质子放疗(proton beam therapy, PBT)的疗效和安全性,3年局部控制率、无进展生存率和总生存率别为80.2%、12.1%和71.3%,无严重急性或晚期不良反应。

除质子放疗外,碳离子放疗(carbon ion radiotherapy, CIRT)治疗局部复发直肠癌可能疗效更佳。最常见的放疗剂量分割方案在不同人群中存在差异,既往无放疗史的患者为73.4Gy/16次/4周(RBE),既往有骨盆光子放疗史的患者为36Gy/12次/3周。德国发起的PANDORA-1单臂、单中心Ⅰ/Ⅱ期研究,纳入不可手术切除的局部复发直肠癌患者,Ⅰ期采用"3+3"剂量递增设计,自3Gy(RBE)×12次增加至3Gy(RBE)×18次,主要终点为剂量限制性毒性,以确定最佳治疗剂量,目前结果未发表。综合目前研究结果,CIRT可为再程局部复发性直肠癌患者提供有效的局部控制且毒性可耐受。

尽管对于CRC肝转移病灶,SBRT能够达到较高的局部控制率,但仍存在部分对放疗抵抗的患者,目前急需寻找到有效的放疗抵抗生物标志物,识别出这一类人群。来自美国的一项前瞻性单臂研究(NCT01239381)探究了在实体肿瘤肝转移中常见的癌基因突变与肿瘤局部控制率的关系,研究结果显示具有KRAS和肿瘤蛋白p53(tumor protein p53, TP53)双突变的患者在接受PBT后,肿瘤的1年局部控制率仅为20%,远远低于KRAS或TP53单基因突变野生型的患者($P=0.001$)。对于这类患者,需要考虑联合治疗或者其他治疗策略。

CRC肺转移具有异质性,放疗的剂量、肿瘤的大小、肿瘤的位置均影响放疗的效果,因此在制订CRC肺寡转移者的治疗策略时,应注重以MDT为基础。

为减轻WBRT对认知功能的影响,开展了延迟WBRT、神经功能保护剂、海马解剖回避策略等研究,海马区域回避的WBRT(HA-WBRT)、WBRT联合美金刚±海马保护等研究提示海马保护可显著降低认知功能损伤,对总生存率和无病生存率无影响。因此,对于预期寿命超4个月且海马或邻近区域不受累的患者,推荐HA-WBRT,并于放疗开始后的6个月考虑联合美金刚治疗。

（杨永净　王辛　肖巍魏　舒佩）

━━━━━━ 参 考 文 献 ━━━━━━

[1] LI M, XIAO Q, VENKATACHALAM N, et al. Predicting response to neoadjuvant chemoradiotherapy in rectal cancer: from biomarkers to tumor models[J]. Ther Adv Med Oncol, 2022, 14: 17588359221077972.

[2] KOPETZ S, GROTHEY A, YAEGER R, et al. Encorafenib, binimetinib, and cetuximab in BRAF V600E-mutated colorectal cancer[J]. N Engl J Med, 2019, 381: 1632-1643.

[3] VAN CUTSEM E, HUIJBERTS S, GROTHEY A, et al. Binimetinib, encorafenib, and cetuximab triplet therapy for patients with BRAF V600E-mutant metastatic colorectal cancer: safety lead-in results from the phase Ⅲ BEACON colorectal cancer study[J]. J Clin Oncol, 2019, 37: 1460-1469.

[4] MOREIRA L, BALAGUER F, LINDOR N, et al. Identification of Lynch syndrome among patients with colorectal cancer[J]. Jama, 2012, 308(15): 1555-1565.

[5] FONG Y, FORTNER J, SUN RL, et al. Clinical score for predicting recurrence after hepatic resection for metastatic colorectal cancer: analysis of 1001 consecutive cases[J]. Ann Surg, 1999, 230: 309-318.

[6] SCORSETTI M, CLERICI E, COMITO T. Stereotactic body radiation therapy for liver metastases[J]. J Gastrointest Oncol, 2014, 5: 190-197.

[7] PIQUEUR F, HUPKENS BJP, NORDKAMP S, et al. Development of a consensus-based delineation guideline for locally recurrent rectal cancer[J]. Radiother Oncol, 2022, 177: 214-221.

[8] NG MK, LEONG T, HERIOT AG, et al. Once-daily reirradiation for rectal cancer in patients who have received previous pelvic radiotherapy[J]. J Med Imaging Radiat Oncol, 2013, 57 (4): 512-518.

[9] SUN DS, ZHANG JD, LI L, et al. Accelerated hyperfractionation field-involved re-irradiation combined with concurrent capecitabine chemotherapy for locally recurrent and irresectable rectal cancer[J]. Br J Radiol, 2012, 85(1011): 259-264.

[10] KOOM WS, CHOI Y, SHIM SJ, et al. Reirradiation to the pelvis for recurrent rectal cancer [J]. J Surg Oncol, 2012, 105(7): 637-642.

[11] DAS P, DELCLOS ME, SKIBBER JM, et al. Hyperfractionated accelerated radiotherapy for rectal cancer in patients with prior pelvic irradiation[J]. Int J Radiat Oncol Biol Phys, 2010, 77 (1): 60-65.

[12] VALENTINI V, MORGANTI AG, GAMBACORTA MA, et al. Preoperative hyperfractionated chemoradiation for locally recurrent rectal cancer in patients previously irradiated to the pelvis: A

multicentric phase Ⅱ study[J]. Int J Radiat Oncol Biol Phys, 2006, 64 (4): 1129-1139.

[13] MOHIUDDIN M, MARKS G, MARKS J. Long-term results of reirradiation for patients with recurrent rectal carcinoma[J]. Cancer, 2002, 95 (5): 1144-1150.

[14] JOO JH, PARK J, KIM JC, et al. Local control outcomes using stereotactic body radiation therapy for liver metastases from colorectal cancer[J]. Int J Radiat Oncol, 2017, 99: 876-883.

[15] BEZJAK A, PAULUS R, GASPAR LE, et al. Primary study endpoint analysis for NRG oncology/RTOG 0813 trial of Stereotactic Body Radiation Therapy (SBRT) for centrally located Non-Small Cell Lung Cancer (NSCLC) [J]. Int J Radiat Oncol Biol Phys, 2016, 94 (1): 5-6.

第八章

质子重离子在消化系统肿瘤的应用

第一节 概 述

目前,质子重离子主要应用于胰腺癌、肝细胞癌和局部复发直肠癌。

胰腺癌是公认的乏氧肿瘤,对光子射线表现出放射抵抗,且肿瘤附近胃肠道的放射耐受性较低,限制了放疗剂量的提升。光子放疗在局部晚期不可切除胰腺癌中的作用仍有争议。粒子放射线在物理剂量分布上具有优势,同时重离子作为高线性能量传递(linear energy transfer, LET)射线具有低氧增强比的特性,有望突破胰腺癌放疗的瓶颈。

光子精确放疗技术(如立体定向体部放疗)治疗肝细胞癌已取得较高的局部控制率。粒子放疗的应用可进一步减少正常肝脏的照射体积和剂量,降低严重早、晚期毒性反应的发生率,对于肿瘤负荷较大和肝功能受损的患者仍可能保证肿瘤足够的照射剂量。理论上在进行重离子治疗时,肝细胞癌的放射敏感性增加,可以提高大肿瘤的局部控制率。

局部晚期直肠癌在采用新辅助放化疗联合全直肠系膜切除术的治疗模式后,有 5%~10% 的患者可出现盆腔内肿瘤局部复发。由于前期的放疗和手术可能加剧复发肿瘤的乏氧程度,以及正常组织放疗耐受性的限制,影响了再程光子放疗的疗效和安全性。粒子射线凭借其放射物理学和生物学的优势,在再程放疗中仍可能给予复发肿瘤积极的放疗剂量,同时更好地保护了盆腔内的正常器官,有希望成为不可手术切除局部复发直肠癌的根治性治疗手段。

第二节 技术流程

粒子射线因其有限的射程和锐利的侧向散射,可提供优于光子射线的物理剂量分布。但其对于分次放疗内器官运动和分次放疗间解剖结构变化的敏感性更高,可能影响射程的精确性,因此在治疗前和治疗中的各个环节需要应用多种策略提高和保证治疗计划的鲁棒性。例如,优化射野布置(选择较短的射程、避开空腔脏器、尽可能保持射野路径上组织的均匀性和连续性等),对运动肿瘤采用主动运动管理技术(呼吸门控、屏气、腹部压迫等)和重扫描技术,应用鲁棒性优化工具,利用图像引导技术(光学体表追踪系统辅助摆位及监测、分次治疗前两维/三维体位验证、PET/CT 体内射程验证),以及使用 CT 复查和自适应计划等。

第三节 靶区勾画

原发肿瘤靶区(gross tumor volume, GTV)、淋巴结肿瘤靶区(gross tumor volume of the lymph node, GTVnd)、临床靶区(clinical tumor volume, CTV)、计划靶区(planning tumor volume, PTV)。

靶区勾画具体细节详见上述相关章节,如图 8-1~图 8-3。需要注意的是,光子治疗中从 CTV 各方向均匀扩展形成 PTV 的方法在粒子治疗中不完全适用。在粒子治疗计划的优化中,除考虑患者的摆位误差外,还需要考虑在束流入射路径上人体组织密度、形状和靶区器官位置变化引起的射程改变,形成射野特定的计划靶区。

近年来,由于主动扫描技术的普及,调强粒子放疗逐渐成为主流,同时大多商用治疗计划系统中均配备有鲁棒性优化和评估的功能,直接使用 CTV 作为靶区,从不同方向综合考虑误差来源,分别在非入射方向使用 2~5mm 的摆位误差,在束流入射方向使用 2.5%~3.5% 的射程误差,对束斑的能量、位置和强度进行调制从而优化剂量分布。此时,PTV 主要用于评价靶区覆盖和关键器官的剂量限制,而不再是靶区优化的目标。

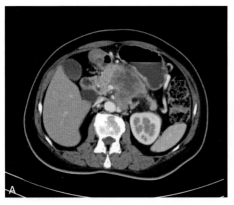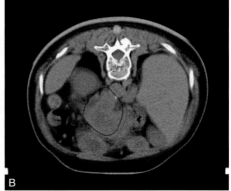

图 8-1　局部晚期胰腺癌靶区

A：诊断 CT；B：治疗体位定位 CT。

GTV（红色）为肿瘤原发灶和阳性淋巴结，CTV（绿色）为 GTV 外扩 5mm，并可视具体情况包括选择性淋巴引流及神经丛区域。

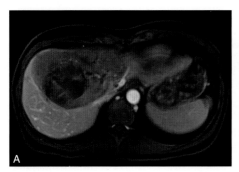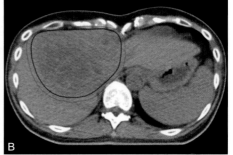

图 8-2　肝细胞癌靶区

A：诊断 MRI；B：治疗体位定位 CT。

GTV（红色）为肿瘤原发灶，CTV（绿色）为 GTV 外扩 5mm。

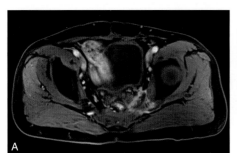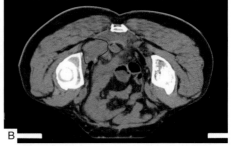

图 8-3　局部复发直肠癌靶区

A：诊断 MRI；B：治疗体位定位 CT。

GTV（红色）为肿瘤复发病灶，CTV（绿色）为 GTV 外扩 5mm，并包括 GTV 周围的纤维化区域。

第四节　照射技术与剂量分割

一、照射技术

目前,粒子射线治疗有两种照射技术:被动散射技术和主动扫描技术。

被动散射技术是粒子治疗中的传统技术,从加速器传输的聚焦粒子射束通过散射体散射,在射束方向和侧向进行被动扩展,获得具有更大射野尺寸的粒子射束。

主动扫描技术则由两对扫描磁铁控制和引导射束至预定位置,并给予所需的粒子数目,因此整个肿瘤的放疗剂量是由许多不同能量粒子束主动叠加而成。

与传统的被动散射技术相比,主动扫描技术可通过侧向和深度调制,实现真正的三维剂量适形,已逐渐取代被动散射成为粒子治疗新的标准技术。其主要优化方法包括单野优化和多野调强优化。但是,当选择主动扫描技术治疗运动肿瘤时,需要关注并采取相应的措施以减少相互影响效应对靶区剂量分布造成的影响。

二、剂量分割

粒子射线治疗局部晚期胰腺癌、肝细胞癌和局部复发直肠癌常用的剂量分割如表8-1。

表 8-1　粒子射线治疗剂量分割

	质子（RBE 剂量）	碳离子（RBE 剂量）
局部晚期胰腺癌	67.5Gy/25F（SIB） 45~50Gy/10F（SIB） 50~60Gy/5F（SIB）	55.2Gy/12F
肝细胞癌	77Gy/35F 72.6Gy/22F 58.05~67.5Gy/15F 66Gy/10F	60Gy/12F 65~70Gy/10F 52.8~60Gy/4F 45~48Gy/2F
局部复发直肠癌	50~79.2Gy/18~38F 60~87Gy/25~35F	70.4~73.6Gy/16F

注:1. 不同中心的剂量方案基于不同的生物物理模型,需要谨慎参考。2. RBE:相对生物效应。3. SIB:同步加量。

第五节　临床疗效和不良反应

一、局部晚期胰腺癌

质子治疗局部晚期胰腺癌（local advanced pancreatic cancer，LAPC）各中心的剂量分割方案不同，但多采用同步加量（simultaneous integrated boost，SIB）技术。日本筑波大学附属医院质子线治疗中心对 42 例 LAPC 患者进行了回顾性分析，最常用方案为质子 SIB 技术 67.5Gy/25F，全组未见 3 级及以上消化道毒性反应，2 年总生存率和局部控制率分别为 50.8% 和 78.9%，增加了总剂量可提高局部控制率和总生存率。兵库县粒子医疗中心采用质子野中野技术 67.5Gy/25F 治疗了 123 例 LAPC 患者，结果显示中位生存期为 18.7 个月，2 年总生存率和局部无进展生存率分别为 35.7% 和 59.0%，急性和晚期 3 级及以上毒性反应发生率分别为 44.7% 和 8.9%。韩国国立癌症中心附属医院质子中心采用 SIB 技术加量至 45~50Gy/10F 治疗 81 例 LAPC，中位生存期为 18.0 个月，1 年局部区域控制率为 69.2%，未见 3 级及以上毒性反应。韩国三星医疗中心采用质子立体定向放疗技术（SIB 技术加量至 50~60Gy/5 次）治疗 49 例胰腺癌患者，2 年总生存率和局部控制率分别为 67.6% 和 73.0%，3 级及以上胃十二指肠毒性反应发生率为 6.1%。

碳离子治疗 LAPC 的剂量分割方案是基于日本国立放射线医学综合研究所早期开展的一项临床 I 期剂量递增研究，本研究中碳离子的照射剂量和同步吉西他滨化疗的用药剂量均进行了递增，确立了碳离子每 3 周 55.2Gy/12F，同步吉西他滨化疗每周 1 000mg/m^2 的治疗方案。该研究之后，日本各重离子中心均采用此方案治疗 LAPC。来自日本碳离子放射肿瘤学研究组的一项多中心回顾性研究，通过汇总三家碳离子中心 72 例患者的治疗数据，验证了各单中心碳离子治疗 LAPC 的疗效和安全性。其结果显示，中位生存期为 21.5 个月，2 年总生存率和累积局部复发率分别为 46% 和 24%，急性和晚期 3 级消化道毒性反应发生率分别为 3% 和 1%。

二、肝细胞癌

质子治疗肝细胞癌 HCC 的经验起始于日本筑波大学，先后报道了一系列临床研究结果，根据肿瘤的位置采用三种不同的剂量分割方案：77Gy/35F、72.6Gy/22F 和 66Gy/10F，以减少严重毒性反应如胆道狭窄、胃肠道出血和肋骨骨折等的发生率。三种方案间疗效无显著差异,总体 3 年和 5 年局部控制率分别为 87% 和 81%,3 年和 5 年总生存率分别为 61% 和 48%。美国多个中心先后验证了 15 次照射方案的安全性和有效性,根据肿瘤位置和肝功能情况选择不同的总剂量(58.05~67.5Gy)。2 年总生存率和局部控制率分别为 62%~63.2% 和 81%~94.8%,且较高的生物等效剂量可显著提高疗效。

2004 年,日本国立放射线医学综合研究所第一次报道了碳离子治疗 HCC 的临床研究结果,24 例不可切除或复发患者的 3 年总生存率和局部控制率分别为 50% 和 81%。随后,多个中心的研究尝试增加单次剂量以缩短疗程,从 15 次照射逐步减少至 12 次、8 次、4 次及 2 次照射,其 3 年总生存率和局部控制率分别为 50%~76.7% 和 76.5%~91.4%,各剂量方案间疗效无显著差异。目前对于肿瘤远离消化道的病例,选择 2~4 次短程方案,对于肿瘤靠近消化道(<1cm)的病例,选择 12 次方案。尽管对于放射诱导的肝病定义并不统一,但多数研究报道的肝脏毒性较轻。当其定义为 Child-Pugh 评分增加≥2 分时,57 例患者接受 45Gy/2F 方案并长期随访未见 RILD;124 例患者接受 4~12 次方案的两项前瞻性研究汇总分析显示,放疗后 6 个月 RILD 发生率为 4.8%。上海市质子重离子医院采用笔形束扫描技术的临床 I 期剂量递增研究显示,对于肿瘤距离消化道≥ 1cm 的病例,70Gy/10F 方案是安全有效的。

三、局部复发直肠癌

质子治疗局部复发直肠癌(LRRC)的报道较少,尚未形成相对统一的剂量分割方案。日本筑波大学质子中心和日本南东北医院癌症质子放射线治疗中心分别回顾性分析了 12 例和 23 例患者,中位生存期分别为 67.1 个月和 54.4 个月,3 年总生存率和局部控制率分别为 71.3% 和 80.2%,72.1% 和 55.0%,两组均未见 3 级及以上急性毒性反应,晚期毒性反应可接受。

日本 3 家碳离子中心报道了高剂量碳离子应用于既往未接受过盆腔放疗 LRRC 的研究。日本国立放射线医学综合研究所早期的一项临床 I / II 期研究结果显示,73.6Gy/16F 方案是安全有效的,其 5 年总生存率和局部控制率分别为 59% 和 88%,全组 180 例患者未出现 3 级及以上急性和晚期毒性反应。随后,日本群马大学重粒子线医学中心采用该剂量方案治疗 28 例患者的前瞻性研究出现了相似的临床结果,3 年总生存率和局部控制率分别为 92% 和 86%。同期,日本碳离子放射肿瘤学研究组回顾性汇总了 3 个中心 224 例患者的数据,采用 70.4~73.6Gy/16F 方案,5 年总生存率和局部控制率分别为 51% 和 88%,3 级急性和晚期毒性反应发生率仅分别为 1.3% 和 5.4%。

对于既往接受过盆腔照射的再程放疗患者,日本国立放射线医学综合研究所报道了 77 例 LRRC 患者再程碳离子放疗的结果。本研究采用

70.4Gy/16F 方案,中位生存期为 47 个月,区域控制率 3 年为 85%,3 年和 5 年总生存率及局部控制率分别为 61% 和 38%,以及 69% 和 62%,急性和晚期 3 级毒性反应发生率分别为 10.4% 及 20.8%。日本群马大学重粒子线医学中心采用 73.4Gy/16F 或 57.6Gy/12F 方案治疗了 7 例患者,2 年总生存率和局部控制率分别为 100% 和 83.3%,毒性反应较轻。上海市质子重离子医院分析了接受不同剂量分割方案首程和再程碳离子放疗的 LRRC 患者共 25 例,2 年总生存期和局部控制率分别为 65.1% 和 71.8%,晚期 3 级毒性反应发生率为 12%,当处方剂量≥66Gy 可显著提高局部控制率。

第六节　临床研究进展

既往研究表明,较高的放疗剂量尤其是消融剂量可显著改善肿瘤的局部控制率。鉴于粒子射线治疗的毒性反应较小,使安全地提升处方剂量成为可能。

一项剂量学研究显示,整合多种精确技术(呼吸门控技术、笔形束扫描技术、SIB 技术等)时,可将胰腺肿瘤处方剂量从 55.2Gy/12F 提升至 67.2Gy/12F(剂量提升 20% 以上),当肿瘤周围危及器官的剂量仅升高了约 10%,仍可达到剂量限值的要求。对于肿瘤靠近消化道的病例,Rao AD 等和 Lee D 等通过在肿瘤和消化道之间分别注射可吸收水凝胶和手术植入间隔物/垫片的方法增加了肿瘤和消化道间的距离,为进一步提高放疗剂量创造了条件。对于乏氧肿瘤,除了处方剂量外,提高靶区内 LET 值也可能改善肿瘤的局部控制率。Hagiwara Y 等首次探讨了碳离子治疗 LAPC 时 LET 值对局部控制率的影响,结果显示在 GTV 剂量覆盖并无差异的情况下,GTV 内较高的剂量平均 LET 最小值≥44keV/micron 时,可以显著改善了局部控制率。通过多离子射束实现靶区内 LET 值提升,但仍保持邻近正常组织内低 LET 值的放疗计划优化,未来有希望攻克乏氧肿瘤。

（章真　袁响林　王征）

━━━━━━ 参 考 文 献 ━━━━━━

[1] HIROSHIMA Y, FUKUMITSU N, SAITO T, et al. Concurrent chemoradiotherapy using proton beams for unresectable locally advanced pancreatic cancer[J]. Radiother Oncol, 2019, 136: 37-43.

[2] OGURA Y, TERASHIMA K, NANNO Y, et al. Factors associated with long-term survival in gemcitabine-concurrent proton radiotherapy for non-metastatic locally advanced pancreatic cancer: a single-center retrospective study[J]. Radiat Oncol, 2022, 17: 32.

[3] KIM TH, LEE WJ, WOO SM, et al. Efficacy and feasibility of proton beam radiotherapy using the simultaneous integrated boost technique for locally advanced pancreatic cancer[J]. Sci Rep, 2020, 10: 21712.

[4] SHIN H, YU JI, PARK HC, et al. The Feasibility of Stereotactic Body Proton Beam Therapy for Pancreatic Cancer[J]. Cancers (Basel), 2022, 14: (Please provide page numbers if available).

[5] SHINOTO M, YAMADA S, TERASHIMA K, et al. Carbon Ion Radiation Therapy With Concurrent Gemcitabine for Patients With Locally Advanced Pancreatic Cancer[J]. Int J Radiat Oncol Biol Phys, 2016, 95: 498-504.

[6] KAWASHIRO S, YAMADA S, OKAMOTO M, et al. Multi-institutional Study of carbon-ion Radiotherapy for Locally Advanced Pancreatic Cancer: Japan carbon-ion Radiation Oncology Study Group (J-CROS) Study 1403 Pancreas[J]. Int J Radiat Oncol Biol Phys, 2018, 101: 1212-1221.

[7] MIZUMOTO M, OSHIRO Y, OKUMURA T, et al. Proton Beam Therapy for Hepatocellular Carcinoma: A Review of the University of Tsukuba Experience[J]. Int J Part Ther, 2016, 2: 570-578.

[8] HONG TS, WO JY, YEAP BY, et al. Multi-Institutional Phase II Study of High-Dose Hypofractionated Proton Beam Therapy in Patients With Localized, Unresectable Hepatocellular Carcinoma and Intrahepatic Cholangiocarcinoma[J]. J Clin Oncol, 2016, 34: 460-468.

[9] KATO H, TSUJII H, MIYAMOTO T, et al. Results of the first prospective study of carbon-ion radiotherapy for hepatocellular carcinoma with liver cirrhosis[J]. Int J Radiat Oncol Biol Phys, 2004, 59: 1468-1476.

[10] KASUYA G, KATO H, YASUDA S, et al. Progressive hypofractionated carbon-ion radiotherapy for hepatocellular carcinoma: Combined analyses of 2 prospective trials[J]. Cancer, 2017, 123: 3955-3965.

[11] SHIBUYA K, OHNO T, TERASHIMA K, et al. Short-course carbon-ion radiotherapy for hepatocellular carcinoma: A multi-institutional retrospective study[J]. Liver Int, 2018, 38: 2239-2247.

[12] HONG Z, ZHANG W, CAI X, et al. carbon-ion radiotherapy with pencil beam scanning for hepatocellular carcinoma: Long-term outcomes from a phase I trial[J]. Cancer Sci, 2023, 114: 976-983.

[13] HIROSHIMA Y, ISHIKAWA H, MURAKAMI M, et al. Proton Beam Therapy for Local Recurrence of Rectal Cancer[J]. Anticancer Res, 2021, 41: 3589-3595.

[14] TAKAGAWA Y, SUZUKI M, YAMAGUCHI H, et al. Outcomes and Prognostic Factors for Locally Recurrent Rectal Cancer Treated With Proton Beam Therapy[J]. Adv Radiat Oncol, 2023, 8: 101192.

[15] YAMADA S, KAMADA T, EBNER DK, et al. carbon-ion Radiation Therapy for Pelvic Recurrence of Rectal Cancer[J]. Int J Radiat Oncol Biol Phys, 2016, 96: 93-101.

［16］SHIBA S, OKAMOTO M, KIYOHARA H, et al. Prospective Observational Study of High-Dose carbon-ion Radiotherapy for Pelvic Recurrence of Rectal Cancer（GUNMA 0801）［J］. Front Oncol, 2019, 9: 702.

［17］SHINOTO M, YAMADA S, OKAMOTO M, et al. carbon-ion radiotherapy for locally recurrent rectal cancer: Japan Carbon-ion Radiation Oncology Study Group（J-CROS）Study 1404 Rectum［J］. Radiother Oncol, 2019, 132: 236-240.

［18］YAMADA S, TAKIYAMA H, ISOZAKI Y, et al. carbon-ion Radiotherapy for Locally Recurrent Rectal Cancer of Patients with Prior Pelvic Irradiation［J］. Ann Surg Oncol, 2022, 29: 99-106.

［19］SHIBA S, OKAMOTO M, SHIBUYA K, et al. Safety and Efficacy of Re-irradiation With carbon-ion Radiotherapy for Pelvic Recurrence of Rectal Cancer After Preoperative Chemoradiotherapy: A Retrospective Analysis［J］. In Vivo, 2022, 36: 2473-2480.

［20］CAI X, DU Y, WANG Z, et al. The role of carbon-ion radiotherapy for unresectable locally recurrent rectal cancer: a single institutional experience［J］. Radiat Oncol, 2020, 15: 209.